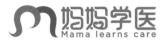
妈妈学医
Mama learns care

北京儿童医院儿科药师徐晓琳

儿童安全科学用药指南

翼下健康　徐晓琳 / 主编

中国轻工业出版社

院士推荐序

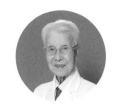

日常生活中，有病早治疗、早吃药已经成了大众默认的恢复健康的有效途径之一。不同于我们经历过的那个物质匮乏的年代，一药难求，如今随处可见的社区诊所、药店，甚至一些药店提供的网购配送服务，让买药变得越来越方便。随着人们健康意识的提升，越来越多的人会在家中准备小药箱，储备日常用药以备不时之需。

作为医生，看到大家开始重视健康问题，我感到十分欣慰，但我仍然想要强调的是，"是药三分毒"，在健康意识提升的同时，大家也要了解一些安全用药的知识，避免滥用药物给身体造成损害。尤其是有孩子的家庭，更需要注意用药安全。儿童尚在生长发育期，自身的代谢能力、各项身体机能与成人不完全相同，在用药剂量、用药种类、对药物的敏感性等方面与成人有着很大的差异，作为家长，我们要学会挑选适合孩子使用的药品。

现代人文医学以人为本，扶正祛邪，以病为纲，其出发点和最终落脚点都在"人"上，目的是让人活得更健康。徐晓琳药师的这本书正是对人文医学观念的体现，她结合自己丰富的临床经验，对家长关心的有关儿童用药的问题进行了详尽的讲述。医者仁心，帮助家长给孩子选对药、选好药。"让孩子少受罪、家长少花钱"才是这本书成书的根本目的。这不但是徐晓琳药师个人工作经验的总结，更是儿童医药事业中的一笔宝贵的财富。

作为老一代医疗人，我由衷希望我们的儿科理论不断更新、技术不断进步，也真心祝愿每一个孩子都能健康、茁壮地成长。

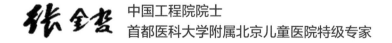

中国工程院院士
首都医科大学附属北京儿童医院特级专家

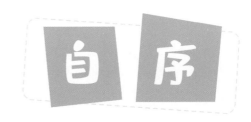

自序

孩子们的成长非常不可思议。这些小不点活泼又可爱，当然他们偶尔也会出现一些问题，和大人相比，孩子们需要更为频繁的医疗帮助。

儿童是祖国的未来、民族的希望。"儿童强，中国强"，保障近3亿儿童健康成长，是每一位儿科医务工作者的心愿。

儿科药师作为多学科治疗团队中的一员，除了参与制定药物治疗方案外，还应以患儿为中心，从药学角度提供专业信息咨询，为临床合理用药保驾护航。

儿童作为特殊人群，被称作"治疗学的孤儿"。在临床药物治疗学领域，儿童用药信息常常匮乏。从不足一千克的早产儿到几十千克的青少年，患儿不但体重差异巨大，生理功能、器官发育亦呈现动态的变化，对药物处置、反应、耐受均不同，因此，儿童并不是"缩小版的成人"。

在临床治疗过程中，患儿的病程发展、特殊病理生理状态，使药物种类选择、给药方案确定、剂量调整更具挑战并需专业支持。

儿童用药安全更是全社会一直非常关注的话题。儿童用药后发生不良事件时，判断用药是否合理、是否系不良反应、是否需要停药或调整剂量，儿科药师应结合患儿实际情况，给予相应的专业意见。

不知不觉，我在儿科药学圈已经摸爬滚打了十余年。从最初的"小心翼翼"，到中途的"疲惫不堪"，再到现在的"乐在其中"，这一路走来有汗水、泪水，也有收获和满足。

医务人员的工作就是不断地重复那些老生常谈的道理，比如"不要孩子一感冒就打抗菌药物""孩子发热大概率不会'烧坏脑子'"。我们是儿科医务工作者，面对患儿家长的咨询，每天将相同的道理重复几百遍的同时，也在寻求与患儿家长沟通的更高效的方法。

有幸，我们登上了互联网的顺风车。2017年5月，首家"福棠儿童用药咨询中心"微信平台正式开通，由三十多家理事单位来自不同专业的十几位儿科临床药师组成的精锐团队，全年不间断地义务为患儿家长提供人性化、延伸化、全程化的健康科普，累计为6万人次儿童提供药学服务。累是肯定的，但当我们做的事情得到多方的认可时，我们是满足的。

近几年，我和团队药师多次做客电视台、电台，在报纸、网络上开展医药科普宣传。其实这些线上、线下的活动，都是我们忙里偷闲、见缝插针去完成的。我们做这些科普的初衷很简单，就是希望更多的家长能了解儿童安全用药不仅是医生要考虑的问题，也是家长要注意的。

本书是面向家长的科普手册，其中大部分内容正是由我们的这些日常科普宣教、咨询凝练而成的。全书以儿童常见的疾病和用药作为引入，把这些常见病、多发病的常用药物的安全合理使用及注意事项进行详细讲解，并对儿童患病、护理及用药中的热点、焦点、难点及一些传言、谣言、道听途说从医药学角度一一拆解。用最简单的话语讲深奥的医学科学道理，将高深莫测的医药专业知识用风趣幽默、生动活泼的语言阐述，内容通俗易懂，实用性强。

最后我想对看到这本书的家长们说，做一个学习型的父母，避开不合理用药的大坑。因为我们才是孩子健康成长的保驾护航人！

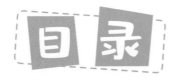

第一章　学会科学用药，成长更有保障

第二章　止咳药

第三章　退烧药

第四章　感冒、流感怎么用药

第五章　鼻塞、流鼻涕怎么用药

第六章 宝宝有痰怎么用药

第七章 支气管炎、肺炎

第十章　儿童湿疹

第十一章　常用抗过敏药的科学使用

第一章

学会科学用药
成长更有保障

经常听见或看见儿童误服某种药物造成严重后果的事故。儿童为什么很容易受到药物的伤害？如何避免儿童药物中毒？如果不小心发生药物中毒，该如何处理？本章将详细讲述这一系列的问题。

儿童用药不当后果很严重

每个人都会生病，人人都要面临吃药的问题。作为一名儿科临床药师，我是安全用药的"守门人"，也是医生工作上的好伙伴。从日本东邦大学药学部，到北京儿童医院，这些年来，我见过或者听说了不少孩子因为用药不当而受到伤害的案例，轻则出现恶心、呕吐、腹泻等不良反应，重则损伤肝肾功能和神经系统，还有的影响生长发育或者导致耳聋，甚至失去宝贵的生命。

《中国儿童家长安全用药科学素养研究白皮书》调查显示：大约 16% 的儿童曾经误服药品或者有过药物中毒的经历，这其中超过一半药品的来源都是家庭常备用药。根据统计，我国儿童药物不良反应率为 12.5%，是成人的 2 倍，新生儿更是达到成人的 4 倍，儿童因家长不合理用药、用药错误造成的药物性损害更严重。

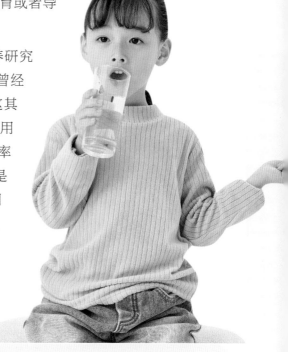

药师爱心提示

当为儿童患者选择药品时，医生会优先考虑儿童去用药，但是这部分品种目前很少；大部分是儿童与成人共用药，那就最好选择儿童适宜的剂型与规格；但如果某些情况下实属无奈，比如儿童患心血管、风湿免疫等专业病、罕见病，可能没有儿童与成人共用药，更没有儿童专用药，那就不得不用没有儿童信息的成人药；但要评估治疗的需要，权衡利弊，在医生、药师指导下用药。

儿童易受药物伤害的原因

　　是什么原因让儿童频频受到药物伤害呢？我想从两个方面和大家聊一聊。一方面有孩子自身发育的问题，另一方面是家人的用药意识和家庭用药环境的问题。

药物在儿童体内的代谢与排泄

　　　　从药物吸收看，儿童的胃肠动力小，胃酸 pH 高，消化黏膜不成熟，口服药物吸收的量会比成人大。同时，儿童的皮肤黏膜比成人薄，外用药物也更容易被吸收。

　　　　从药物代谢看，儿童肝脏内参与药物代谢的酶不稳定，有的药物代谢得快，有的药物代谢得慢。各种酶系的活性需要在 1 周岁以后才基本趋于稳定，10 岁以后才接近成人水平。

　　　　儿童体内含水量高，水溶性的药物分布容积更大。孩子的血脑屏障不成熟，药物也更容易进入神经系统，引起神经系统不良反应。

　　总之，这一系列儿童生理特点，使得儿童对药物的吸收、代谢复杂，儿童在吃药后更容易出现不良反应，甚至导致药物中毒。因此，对于儿童用药剂量的设定以及药品种类的选择，我们都需要更加谨慎。

儿童用药不合理的因素

绝大部分成人药品，儿童都不能使用

有的家长认为，儿童用药剂量比成人小，是不是把成人平时吃的药品减少药量就可以给孩子使用了呢？这种想法绝对不可取。

比如，阿司匹林已经应用了上百年，作为成人解热镇痛药，常用于缓解感冒发烧、止痛，或者用于预防心脑血管问题，使用非常广泛，也比较安全。但是，如果给儿童使用就没那么可靠了，新生儿服用后容易引起"瑞氏综合征"，这是一种急性脑部疾病，发病后死亡率高达50％，对婴幼儿听觉神经也有损伤。因此，阿司匹林一般都不能给孩子使用，更不能作为儿童退热药。

此外，四环素类抗菌药物会导致儿童牙釉质发育不良，牙齿变黄，8岁以下是禁止使用的；喹（kuí）诺酮类药物可能引起软骨损伤，说明书中18岁以下是禁止使用的；还有一种叫作氨基糖苷类的抗菌药物，会导致听觉神经和肾功能的损害，也不建议给儿童使用。

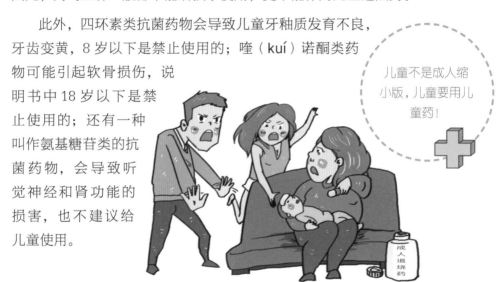

儿童不是成人缩小版，儿童要用儿童药！

药师爱心提示

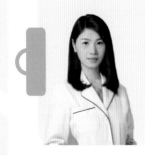

儿童不能服用成人药的主要原因是，儿童用药剂量与成年人的用药剂量差异很大，不全是简单地由体重推算出来的，而是根据儿童的生理机能及其对药品的敏感性确定，有些药品完全不适合给儿童使用，而有些药品用量过小可能影响疗效，过大可能发生毒性反应，因此家长不宜给儿童擅自增减用量。

不要滥用抗菌药物

2005 年的春节联欢晚会上，"千手观音"的节目相信大家还有印象。有媒体曾经报道，参加表演的 21 名聋哑演员中，竟然有 18 名都是因为小时候不合理注射抗菌药物而致聋的。

虽然抗菌药物的话题早已经是老生常谈，但是家长们往往还是很纠结、很焦虑。有的家长把抗菌药物当作毒药，病情需要时也不给孩子使用，或者擅自减少医生的给予剂量和用药疗程，从而延误病情；有的家长恰恰相反，觉得抗菌药物可以帮助孩子尽快恢复，轻易给孩子使用，或者要求医生给孩子打针、输液使用。这些都是不对的。

抗菌药物属于处方药，明确细菌、支原体感染时，依据病情在医生指导下使用，还是比较安全的。需要时，一定要足量足疗程使用，不需要时，就一点也不能使用。使用时，能口服就不需要注射。

使用抗菌药物时，能口服就不要注射。

中药、中成药、复方药，儿童都要慎重选择

很多家长觉得中药或者中成药是纯天然的，一定比西药安全，这往往也是一种误区。中药成分可能并不明确，一般也缺少严格的临床试验，因此，药品说明书里的"不良反应"一栏通常会注明"尚不明确"。儿童的生理特点决定了给他们选择药物时需要更加严谨、慎重。这些"尚不明确"的不确定因素，很有可能给孩子带来意想不到的风险。

另外，无论是中成药还是西药复方制剂，多种药物成分叠加，用药风险也会加大，不建议随意给孩子使用。

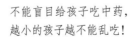
不能盲目给孩子吃中药，越小的孩子越不能乱吃！

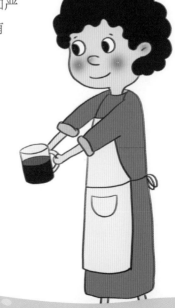

家庭药箱里的必备药

几乎每个家庭里都有一个小药箱，这个小药箱里可能有上次生病没吃完的药，或者是针对一些常见病、多发病而准备的常用药。如果宝宝有些头疼脑热时，用起来也很方便。

退烧药

宝宝发热时，如果在 38.5℃以上，或者虽然没到 38.5℃，但是宝宝的精神状态不太好，这时候是可以使用药物退烧的。家长可以根据宝宝的月龄准备退烧药，3 个月以上的宝宝可以准备对乙酰氨基酚，6 个月的宝宝也可以根据病情需要用布洛芬。

注意，不建议擅自把对乙酰氨基酚和布洛芬同时使用，也不要交替使用。

药品知识链接

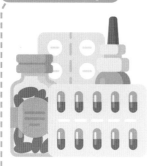

布洛芬属于芳基丙酸类解热镇痛药，有明显的抗炎、解热、镇痛作用，强度与阿司匹林相当，对血小板功能有一定的抑制作用，可延长出血时间，但在常规治疗剂量使用时，不良反应发生率低，耐受性与对乙酰氨基酚相似。

对乙酰氨基酚又称醋氨酚、扑热息痛，为苯胺类解热镇痛药，其解热、镇痛作用强度与阿司匹林类似，但抗炎作用极弱，对凝血机制无影响。对乙酰氨基酚毒副作用少，较易耐受，是一种比较安全的退热药，很多复方制剂的感冒药里都有它的存在。

布洛芬和对乙酰氨基酚二者的退热效果是相似的，但也存在一定的差异性。相对而言，单次剂量的布洛芬退热作用相对较强，降温维持时间相对较长，关于对乙酰氨基酚和布洛芬的使用，可进一步参考本书第 63 页的内容。

抗过敏药

家里有过敏史的孩子，需要常备抗过敏药物。同样根据孩子月龄来选择，西替利嗪（qín）滴剂和地氯雷他定颗粒适用于 6 月龄以上的孩子，氯雷他定糖浆适用于 2 岁以上的孩子。另外如果孩子有过敏性鼻炎，经常鼻塞流鼻涕，也可以准备生理盐水喷鼻剂，在孩子鼻塞的时候帮助缓解症状。

消化系统用药

宝宝的消化系统发育还不完善，容易因为消化不良，或者食物不耐受等原因造成腹泻，可以准备低渗的 ORS Ⅲ 口服补液盐用来预防脱水和电解质紊乱。还可以准备一些蒙脱石散，病毒感染或者其他非感染因素引起的腹泻，症状还比较明显时，可以考虑使用。

注意，成人治疗腹泻使用的抗菌药物，比如喹诺酮类的药物，包括氟哌酸、左氧氟沙星等，宝宝不能使用。如果有长期腹泻的宝宝还应该到医院检查，找出病因，对症治疗。

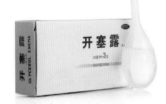

另外，便秘也是宝宝常见的消化系统症状，可以准备少量开塞露来应急，儿童用 10 毫升规格的就足够了。

药品知识链接

口服补液盐（Oral Rehydration Salt，缩写为 ORS），从 20 世纪 70 年代起被世界卫生组织推荐用于急性腹泻导致的轻、中度脱水。现国内口服补液盐主要包括口服补液盐Ⅰ、口服补液盐Ⅱ和口服补液盐Ⅲ。

ORS Ⅰ 和 ORS Ⅱ 在纠正脱水方面有明显的效果，但可能有导致高钠血症的潜在风险，为更好地提高 ORS 疗效及降低副作用，世界卫生组织于 2006 年开始推荐使用新一代口服补液盐——补液盐Ⅲ。

外用药

宝宝难免遇到磕磕碰碰或者皮肤受损的情况，所以我们还要准备一些常用的外用药。

外用消毒药水。推荐选择浓度 0.5% 的碘伏。除了眼睛以外，可以用于任何部位的伤口。如果宝宝对碘伏过敏，可以改用生理盐水冲洗伤口。

抗菌软膏。推荐准备红霉素软膏，或者莫匹罗星软膏。涂抹皮肤的破溃处，覆盖在伤口表面，用来预防和治疗感染。

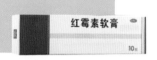

湿疹激素类软膏。湿疹经常困扰宝宝，推荐准备强度较弱的糖皮质激素类药膏，帮助宝宝缓解湿疹症状。

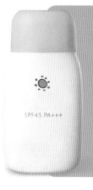

防晒霜。虽然防晒霜不算药品，但是紫外线会给宝宝娇嫩的肌肤带来伤害，6 个月以上的宝宝，到户外时可以考虑使用。推荐准备主要成分为氧化锌，或者二氧化钛的紫外线散射剂，它们的作用机制都是物理防晒，一方面防晒效果维持时间长，另一方面因为这些成分不是有机化合物，刺激性较低。

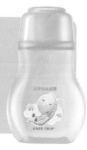

驱蚊剂。被蚊子叮咬后，一方面，皮肤瘙痒不舒服，容易被宝宝挠破，甚至引起皮肤感染；另一方面，蚊子还可能传播多种疾病，增加宝宝患病风险。所以，夏天可以准备一些驱蚊剂。推荐选择浓度在 30% 以下的驱蚊胺类产品。

常用医疗器材

包括体温计、外伤包扎类、口罩、喂药器等。

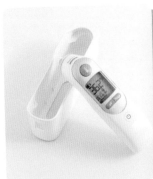

体温计可以准备两种，一个电子体温计，一个耳温枪。电子体温计的准确性更高，腋下测量或者肛门测量体温时都可以使用这类体温计。如果宝宝不配合体温测量时，可以改用耳温枪，测量时速度快，对宝宝基本没有打扰，但是测量准确性会低一些，可以多次测量取平均值。

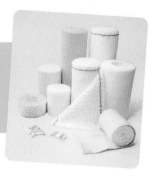

外伤包扎类，包括各种尺寸的创可贴、医用纱布或者胶布、绷带和棉签。用来包扎和覆盖不同大小的伤口。

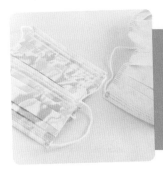

在流行性疾病、过敏性疾病、雾霾等问题高发季节，准备些一次性口罩是不错的选择，以备不时之需。对宝宝而言，市面上还有一些儿童专用口罩，购买时可以咨询药店或者商店。

对于小月龄或者是不配合吃药的宝宝，你还可以准备两支喂药器。细管推药器一管的容量也就 1 毫升，适用于小宝宝；如果需要喂的药量超过 1 毫升，可以使用推压式滴管，使喂送液体制剂更容易一些。

家庭小药箱必备药品

类别	药品	备注
退烧药 （2选1）	对乙酰氨基酚	适用于 3 个月以上的宝宝
	布洛芬	适用于 6 个月以上的宝宝
抗过敏药 （3选1）	西替利嗪滴剂	适用于 6 个月以上的宝宝
	地氯雷他定颗粒	适用于 6 个月以上的宝宝
	氯雷他定糖浆	适用于 2 岁以上的宝宝
消化系统用药 （按需选择）	蒙脱石散	—
	微生态制剂	—
	口服补液盐	ORS Ⅲ 口服补液盐
	开塞露	选用 10 毫升规格

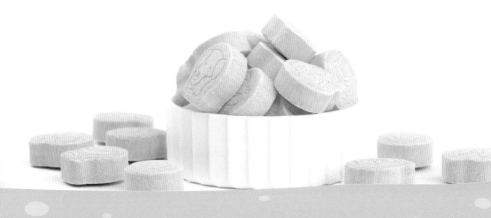

类别	药品	备注
外用药	碘伏	0.5% 的碘伏（眼部不能用）
	红霉素软膏	—
	莫匹罗星软膏	—
	糠酸莫米松乳膏	0.1% 糠酸莫米松乳膏
	丁酸氢化可的松乳膏	0.1% 丁酸氢化可的松乳膏
	防晒霜	适用于 6 个月以上的宝宝
	驱蚊剂	含驱蚊胺成分 30% 及以下
医疗器械	体温计	电子体温计、耳温枪
	外伤包扎类	创可贴、医用纱布或胶布、绷带、棉签
	口罩	一次性医用外科口罩
	喂药器	细管推药器、推压式滴管

不要忽略药品说明书

每次拆开药盒，你做的第一件事是什么？是匆忙给宝宝服用，还是懵懵地打开说明书，又黯然神伤地收起？只有熟知药品说明书并且科学用药，宝宝的健康才更有保障。

药品说明书

药品说明书是记录药品重要信息的法定文件，它的内容包括药品的成分、规格、有效期、适应证、用法用量、禁忌、慎用情况和不良反应等。这些看似烦琐的信息，往往被家长们所忽视，其实每一项都至关重要。

药品说明书有两个重要作用

一方面，它可以帮助医生和家长，了解药品真实情况，指导我们更加科学、规范地使用药物。 有的家长觉得药品说明书很复杂，嫌麻烦不愿意阅读，有的家长看了说明书，了解了不良反应，又会纠结，这个药是不是不安全啊？

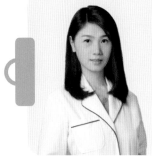

药师爱心提示

其实，药品说明书写得越详细，说明厂家所做的实验研究数据越多，给宝宝吃药时可以参考的信息就越丰富，这也是药品厂商负责任的表现。相反，有的药物，说明书里好几个重要地方都提示尚不明确，反而容易使家长忽视某些用药风险，用药前最好向专业人员咨询。

另一方面，药品说明书还是药品上市后的法律依据。 一切和用药产生的纠纷，最终最权威的参考依据只有一个，那就是药品说明书，其他的证据级别都低于药品说明书。

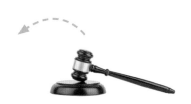

成分、规格、剂型

以前的药品大多采用商品名，同样的药物成分常常被不同药品厂商冠以不一样的商品名称。这样一来，很多家长会误以为药品名称不同，药物就是不一样的。这是不对的，很容易造成家长错误用药、重复用药。

为了避免这种情况的出现，一方面，现在国家药品监督管理局已经要求，药品名称必须使用通用名，例如退热药"布洛芬"是通用名，是指有效成分，而"美林"则是厂家为它取的商品名；另一方面，也提示家长在给宝宝用药前，一定要明确药物说明中的有效成分，避免重复用药。

说到这儿，感冒药大家都很熟悉，而且大多是非处方药物，家长经常会到药店自行购买，更容易接触到，所以更需要注意。

很多感冒药物都是复方制剂，单从药物名称上看不到每一种成分，一定要认真阅读药品说明书中的成分描述，避免重复用药、超量用药。

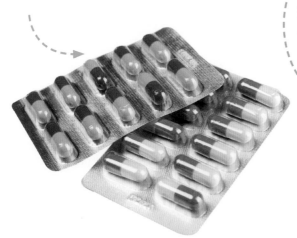

明确了药物成分，紧接着我们需要注意药品剂型和规格。

比如盐酸氨溴（xiù）索口服剂型有溶液和片剂两种。其中口服溶液一般每100毫升含有效成分0.6克，而片剂一般每片有效成分30毫克。

不同药品，不同剂型，或者相同药品生产厂家不同，药品含量和浓度可能都不一样，孩子实际服用用药剂量也要区别。

适应证、用法用量

所谓"适应证"，也就是这个药品可以治疗哪些疾病。一般情况下，不建议超出药品说明书上的适应证来用药。

当然，少数情况下，医生依据临床经验或者相应的诊疗指南，可能超出药品说明书用药，特殊情况下还可能与患者和家属商量。无论如何，家长自己不要擅自超出说明书用药。

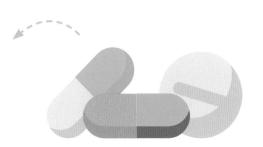

另外，有时候我也会听到有的家长说，"多吃一片，尽快把病情控制住。"使用时，擅自超出规定的次数和用量，造成不良反应甚至药物中毒，就不值得了，不建议随意改变药物用法和用量。

所以，家长一定要留意说明书中"用法用量"一栏的描述，或者明确医嘱后再给宝宝吃药。既保证药物疗效的发挥，也可以避免不良用药给孩子带来伤害。

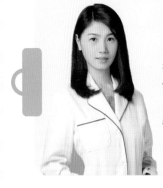

药师爱心提示

给宝宝使用的药物剂型一般都比较特殊，使用方法也不相同。另外，不同的药品可能推荐的用药时间也不一样，比如说饭前服用，吃饭的同时服用，睡前服用，早上起床的时候服用等。再者，药物的服用剂量也不一定固定不变，比如有的药物可能首次加倍，也可能初始剂量比较小，之后逐渐调整剂量。

禁忌、慎用、注意事项

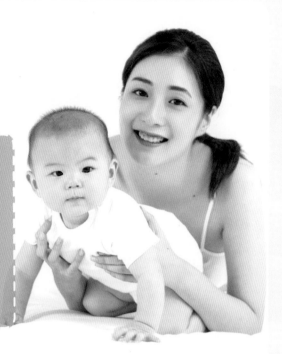

　　"禁忌证"会很客观地提示哪种情况下不能使用该种药物。比如，青霉素过敏的患者绝对不可以使用青霉素类的药物，错误使用可能导致儿童出现严重过敏反应，甚至危及生命。所以，用药前必须先了解禁忌证。

　　"慎用"一般会提示某些情况下，选择该药品要谨慎，但不是绝对不能用。实际上，对于儿童，很多药品都被列入了慎用的范围，与缺乏儿童用药的临床数据有关，服用后更需要观察儿童的状态，一旦出现了不良反应就需要停止用药，或者进一步咨询医生。

　　有的药品说明书会提示"注意事项"，即服药时及服药后应该观察哪些指标或者临床表现，再者这类药物应该怎么服用更合理，有没有药物之间的相互作用等。总之，药物在使用过程中应该注意的地方，都可能在"注意事项"中体现。

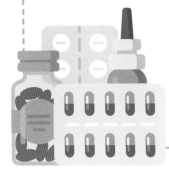

以某厂家的OTC(非处方药)类的布洛芬为例,这种药物家长都很熟悉,认真阅读说明书后你会发现,你之前可能忽视了以下"注意事项"中的内容:

▶ 有消化道溃疡病史患儿、肾功能不全患儿、心功能不全及高血压患儿慎用。

▶ 有支气管哮喘病患儿,请在医生指导下使用。

▶ 合并抗凝治疗的患儿,服药的最初几天应去医院采血检测其凝血酶原时间。

即便是OTC(非处方药),也要认真阅读注意事项

大部分非处方药品是针对感冒、发烧、咳嗽、头疼等症状,以及消化系统疾病、关节疾病、过敏性鼻炎等疾病的治疗药品,或者营养补充剂。与处方类药品相比,OTC药物的安全性较高,家长可以轻易在药店购买到,往往就会给人"这个可以随便用"的错觉,从而忽视了"注意事项"。

除此之外还需要留意,说明书中有没有关于用药年龄的描述。

举个例子,如果说明书中明确写明"8岁以下禁止使用",而如果宝宝还不满8周岁,你一定要咨询医生,确认后再选择,不可以擅自使用。特殊情况如个别急危重症的时候,如果没有更好的药物方案,需由专业人士权衡风险和效果。经过专业人士评估用药收益并与患者家属商量后,可能也会被选择,具体需要遵医嘱。

即使是OTC(非处方药),也不可盲目给孩子使用!

重视"不良反应"

说到药物不良反应，很多家长会联想到药品安全问题。实际上，绝对安全的药品是不存在的。大家阅读"不良反应"一栏时，建议重点关注两类问题。

第一，我们需要了解常见不良反应是什么，发生率高不高？有没有缓解方法。一般来说，如果不良反应发生率大于10%，可以说它"十分常见"；如果不良反应发生率在1%~10%之间，可以说它"常见"。常见的不良反应如果能够耐受，也不影响正常生活，一般还是建议坚持服药。

第二，我们需要了解严重的、致命的不良反应是什么？如果出现了应该怎么办？做到心里有数。

贮藏条件、有效期

与食品一样，药品也有其保存条件和有效期。药品常见的贮藏条件有干燥、避光、冷藏等。

有的药品在光照下会失效，有的药品经光照后甚至会产生有毒物质。避光保存要求将药品放在深色瓶内或能避光的纸盒或容器内。还有些生物制剂必须在一定的温度下保存才能保持其生物活性，如果置于温度较高的环境中，其药效就会降低或完全失效。

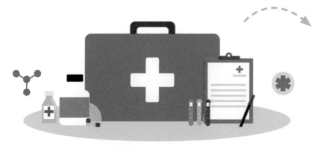

药品有效期是指药品在规定的贮藏条件下，能够保持质量合格的期限，随着时间的推移，药物中的有效成分也在逐渐下降，过期的药品的安全性没有保证。

警惕药物中毒

药物中毒是导致儿童中毒的首要原因。在我国，每年有 1500 名儿童因为中毒而失去生命，而且超过 85% 的中毒地点都发生在自己家里。因此，家人对药物的正确管理非常重要。

儿童药物中毒的危害

如果儿童误服了降压药，有可能会造成血压迅速下降；如果误服了退烧药物，超量使用后可能会导致短时间内肝肾功能受损；如果误服了镇静催眠药，可能导致宝宝昏睡、意识丧失、出现抽搐。

除此之外，我们还经常听说或看到宝宝误食其他物品的病例。比如，误吃了蜡笔，引起铅中毒，或者蜡笔哽在咽喉引发窒息；误吃了卫生球导致呕吐、腹泻、皮肤黏膜青紫、呼吸急促、心率加快；误吃香烟导致尼古丁中毒；误吃纽扣电池，电池可能在胃液里溶解，释放有毒物质，腐蚀消化道。

宝宝对外界事物很好奇，喜欢模仿成人的行为，往往会在成人不知道的情况下，自己误吃药品，这种情况在 1~4 岁的孩子中最为常见。

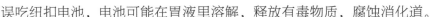

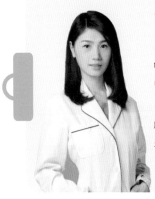

药师爱心提示

家长最好不要当着孩子的面吃药，以免孩子模仿；大一些的孩子，在生活中可以多引导他，没有爸爸妈妈的允许，不能自己吃药，提高孩子的安全意识。

最重要的是，不要把药品随意放在桌面、枕头等孩子可以触及的地方。应该放在孩子拿不到的地方，最好能把药品锁起来。最后，定期清理过期药品；成人和宝宝的药要分别存放。

宝宝药物中毒的原因

1岁以内宝宝的药物中毒，大多是家长错误喂药造成的。常见的喂药方式误区：

误区一：捏鼻强行灌药

有的家长会捏住孩子的鼻子，在孩子的哭闹声中强行灌药，但这种喂药方式很容易将药物呛入气管，引起呼吸道发炎，甚至堵塞呼吸道而造成窒息危险。

误区二：药物掺果汁

用果汁喂药，或者是喂药后立刻让孩子喝果汁，虽然提升了药物的口感，但是由于果汁中含有酸性物质，可能会使药物提前分解，影响药物吸收，从而降低药效。

误区三：骗孩子药是甜的

为了让孩子吃药，有的家长会连哄带骗地说药片就像糖果一样是甜甜的。虽然孩子吃下去以后才知道是骗人的，但毕竟有些儿童药确实会迎合孩子口味，添加甜味。但这个善意的谎言很容易会让孩子混淆药和糖的概念而乱吃。

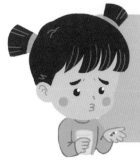

误区四：擅自加大剂量

有的家长为了让孩子好得快点，急于求成，擅自加大药物剂量。这样可能会引起儿童脏器损伤，比如镇痛类药物服用过量，会伤及肝脏（中毒性肝炎）。

儿童误服药物的处理

宝宝误服药物后，需要保持冷静，尽快判明情况。短时间内出现的误服，可以考虑帮助孩子催吐。如果误食的是腐蚀性比较强的药物，或者宝宝中毒症状比较重、误服时间比较长的情况下，家长需携带药品包装，及时带宝宝到医院就诊。

保持冷静，尽快判明情况

第一，判断宝宝误吃的是什么？找到药品包装，随身携带展示给医生。药物不同，产生的不良反应和中毒风险不同，急救措施也可能会有区别。所以，先找到吃的是什么，有助于尽早控制风险。

第二，判断宝宝吃了多少药物？通常，药物伤害和服药剂量是相关的，剂量越大，往往中毒风险也就越高。

第三，判断宝宝误吃多长时间了？误吃的时间可以帮助医生判断药物多久吸收进入血液，多久产生药效，什么时候出现副作用。

一旦发现宝宝误食了药物或者其他危险品，不要训斥孩子，避免宝宝因为害怕而不愿意说出真相，也不利于稳定宝宝的情绪。

明确以上三点重要信息后，继续密切观察孩子的状态！如果你发现摄入药物后，已经引起孩子的变化，比如出现恶心、呕吐、腹痛等消化道症状；出现咳嗽、呼吸困难等呼吸道症状；以及出现困倦、意识障碍等神经症状，或者你拿不准孩子现在的情况，都必须尽快就医，寻求医生的帮助。

科学合理地施救

儿童误服药物后，进行施救的时候，一般有四大原则：迅速排出、减少吸收、及时解毒、对症治疗。操作时还要根据宝宝误服药物的情况具体分析。

一般性药物的误服情况

如果是一般性的药物，比如维生素、常见普通中成药，误服剂量在安全范围剂量内，可以让孩子多喝凉开水，稀释药物，并尽快通过尿液排出。

如果家长知道药物是酸性或碱性，可以采用酸碱中和的办法解毒。比如误服了强碱性药物可以用食醋、柠檬汁或橘汁解毒。一般来说，药物的酸碱性在说明书中都会有提及，家长可以及时查阅。

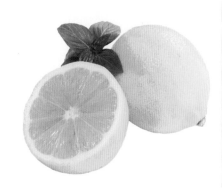

如果孩子误服了胃舒平、小苏打、健胃片等药物，可以给孩子服用食醋、柠檬汁、橘汁等酸性食物。

严重的药物误服情况

如果误服的药物剂量非常大，药物毒性又比较明显，如最常见的降压药、解热镇痛药物、镇静催眠药物等，需要考虑给宝宝催吐。

催吐的方法是：家长用手刺激宝宝的咽喉部位或者舌根部，引起呕吐反射，把胃内的药物吐出。比较小的宝宝，可以把宝宝放在家长的腿上，让孩子的腹部顶在大人的膝盖上，头向下放低，再用手指伸入孩子的喉咙或者压舌根部催吐。

无论多大的宝宝，催吐时，要同时喂宝宝喝大量白开水，反复刺激催吐，一般每次饮水量是每千克体重 10~15 毫升。举个例子，一个 2 岁的宝宝一般体重 10 千克左右，每次就需要喂 100~150 毫升的水。

当误服的药物剂量大、毒性强时，需要给宝宝催吐。

不适合进行催吐的情况

当然，也不是所有的情况都适合催吐，催吐前需要注意以下问题。

第一，如果宝宝服药时间比较长，情况也比较严重，已经出现了意识丧失的症状，就不能催吐了，需要带宝宝尽快就医。

第二，如果误服的是消毒水、食品干燥剂或者其他强酸、强碱以及有腐蚀性的药物或危险品，有可能会引起胃穿孔，也不建议采用催吐的办法。这时候，可以让孩子喝大量的牛奶、豆浆、黏稠米汤等，让这些食物附着在食管和胃黏膜上，减轻药物对人体的伤害，然后尽快就医。

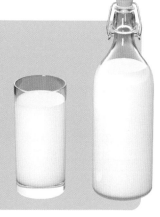

第三，有的药物是用 PTP 包装的，这是一种银白色的铝箔包装材料，如果宝宝把它一起吞下去了，比较尖锐锋利的铝箔层容易划破食道。这种情况下，不建议让孩子呕吐。最好请急诊科医生帮助处理。

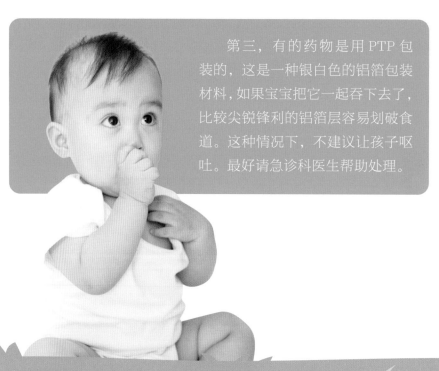

儿童误服药物问答

Q 孩子应服用儿童伪麻美芬滴剂 0.5 毫升，1 天 3 次，但误服为 5 毫升，为正常剂量的 10 倍，已服用 3 次，该如何处理？

A 儿童伪麻美芬滴剂的主要成分是盐酸伪麻黄碱和氢溴酸右美沙芬。

盐酸伪麻黄碱在过量使用后会出现不同程度的不良反应，如心血管不良反应（心动过速、血压升高、心律失常、心肌梗死等）和神经系统不良反应（焦虑、妄想症、幻觉、癫痫发作、颅内出血等）；右美沙芬过量使用后可引起神志不清、支气管痉挛、呼吸抑制等。鉴于已有案例的报道，过量使用复方盐酸伪麻黄碱和氢溴酸右美沙芬出现严重的威胁生命的神经系统不良反应如高应激状态、精神障碍和共济失调等，孩子服用儿童伪麻美芬滴剂剂量超 10 倍，建议立即就医。

Q 女，6 岁，医嘱每晚服用氯雷他定半片，但前一天未服用，第二天服用整片药物。是否有问题？后续如何服药？是否需减量？

A 氯雷他定用于缓解过敏性鼻炎有关的症状，也可用于缓解慢性荨麻疹、瘙痒性皮肤病及其过敏性皮肤病的症状及体征。氯雷他定可能会引起嗜睡、乏力、口干。如果患儿错过用药时间，应在记起时立即补用。但若已接近下一次用药时间，则无须补用，按平常的规律用药。请勿一次使用双倍剂量，如果用药过量，需要立即停药。

由于该药物的效果持续时间不超过 24 小时，第二天早上继续观察，如果没有特别的问题，一般无须特殊处理。

Q 4 岁患儿本该服用孟鲁司特钠（顺尔宁）4 毫克，中午误服 20 毫克，如何处理？

A 孟鲁司特钠适用于 2~14 岁儿童哮喘的预防期治疗，包括预防白天和夜间的哮喘症状，治疗针对阿司匹林敏感的患儿以及预防运动诱发的支气管收缩。

本药的安全范围较宽，不良反应轻微。当过量服用孟鲁司特钠后，可能出现口渴、瞳孔散大、嗜睡等不良反应。本案例中服用孟鲁司特钠过量，是正常剂量的 5 倍，如未出现相关不良反应，则可以通过多喝水促进排泄，如果患儿出现上述不良反应，建议立即去医院对症治疗。

儿童安全科学

用药指南

第二章

止咳药

咳嗽在每个季节都会发作，儿童在季节交替或寒冷季节更容易因受凉而导致呼吸道感染，引发咳嗽的症状。另外，过敏体质的人吸入花粉、烟雾等也会诱发咳嗽。那么，咳嗽了如何用药，儿童咳嗽该如何护理呢？

引起孩子咳嗽的原因

首先我们应该先了解一下什么是咳嗽？

咳嗽是由于气管、支气管黏膜或胸膜受炎症、异物、物理或化学性刺激引起的，人们通过咳嗽来清除呼吸道异物和分泌物，起到了对人体的保护作用。因此，咳嗽是一种症状，并不是具体疾病。家长们可以理解为，孩子因为得了某些疾病而表现出"咳嗽"不适，需要进一步明确病因，才能"因病施药"。

呼吸道感染疾病引发的咳嗽

- 呼吸道感染引起的咳嗽，比如孩子出现轻微的咳嗽，伴有少量白痰，可能是普通感冒。

- 咳嗽像犬吠一样，空空的声音，声音嘶哑，发声困难，可能是喉炎。

- 咳嗽时同时出现喘息，喉咙中发出拉风箱一样的声音，可能是毛细支气管炎。

- 孩子湿咳，咳嗽时嗓子处有呼噜声，感觉不畅，或者感觉咳嗽从胸腔中发出声音，可能是支气管肺炎。

以上这些原因表明："咳嗽"的背后可能隐藏着不同的呼吸道感染疾病。

过敏性疾病引起的咳嗽

以下这些咳嗽表现，可能是呼吸道过敏引起的，常见的有过敏性咳嗽、咳嗽变异性哮喘、过敏性咽喉炎等。

如果是普通感冒引起的咳嗽，一般不需要吃药，如果是细菌或者支原体等引起的其他呼吸道感染，或者是过敏性疾病引起的咳嗽，考虑在医生指导下用药。

- 孩子习惯早上刚起床咳嗽几声。

- 半夜醒来咳嗽一阵。

- 跑跳运动后或者大喊大叫后咳嗽一阵。

- 闻到特殊异味或者吃完东西后开始咳嗽，经常是干咳。

治疗用药

对孩子而言，出现咳嗽症状时，可能用到的口服药物有三类，包括抗菌药物、抗过敏药、祛痰药。

第一类药物——抗菌药物

抗菌药物本身不是止咳药，但是，如果孩子咳嗽是因为细菌、支原体等引起的呼吸道感染，医生可能会考虑使用抗菌药物，治疗引起咳嗽的具体病症。

根据不同的病原体感染，抗菌药物的选择也会有区别。比如，支原体肺炎，常用的一类抗菌药物叫作"大环内酯类"抗菌药物，包括阿奇霉素、环酯红霉素以及克拉霉素。这一类抗菌药物的特点是，它们对治疗支原体感染非常有效，同时，对治疗一部分细菌感染也有效。

除此之外，儿童比较常用的还有"头孢类"抗菌药物，它们仅对细菌感染有明确疗效，而对支原体感染的治疗是无效的。

无论如何，抗菌药物一定要在医生诊断和指导下选择，家长不要擅自用药。

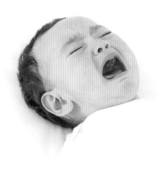

药师爱心提示

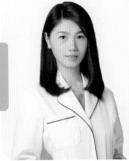

抗菌药物不是洪水猛兽，但也不是万能药。抗菌药物不直接针对炎症发挥作用，而是针对引起炎症的微生物起到杀灭的作用。长期随意使用抗菌药物，会导致机体的抵抗力下降，使一些真菌乘虚而入。

第二类药物——抗过敏药

对于过敏原因，比如过敏性鼻炎等引起的咳嗽症状，经常会用到抗过敏药。常用的抗过敏药物包括：抗组胺药物和白三烯受体拮抗剂。

抗组胺药物已经发展出三代了。

第一代，比如扑尔敏是短效药，药效很好，但是一天要吃三次，吃了有较明显的药物不良反应，容易导致发困、嗜睡，对孩子上课学习有些影响。同时，这一类药物由于研发得比较早，说明书内容相对简单，没有对儿童用药年龄进行限制。换句话说，儿童应用的安全性相对差一些。

第二代，比如氯雷他定、西替利嗪，它们保留了强效的抗过敏作用，明显降低了嗜睡等不良反应，也进行了大量儿童用药的观察，因此对年龄和用量也进行了详细的规定。氯雷他定说明书上标明12个月以上的孩子就可以用了，根据年龄的不同可以选择不同的剂型。

像小年龄段可以用氯雷他定糖浆，大孩子或者成人可以用氯雷他定片剂。在用量上，30千克以下儿童每天服用1次，不超过5毫克；30千克以上或者成人每天1片，也就是10毫克。西替利嗪滴剂说明书上标明1岁以上孩子可以谨慎使用，小孩子可以选择滴剂，大些的孩子使用片剂。在用量上，6个月~6岁的孩子每天最多5毫克，6岁以上可以用到10毫克。

近年来，随着药物的发展，有了第三代左西替利嗪、地氯雷他定、非索非那定等，6个月以上的孩子就可以使用，药效更迅速，不良反应更少。

抗组胺药三代对比表

抗组胺药	药物（最低服用年龄）	安全性或不良反应
第一代	马来酸氯苯那敏，苯海拉明，异丙嗪，赛庚啶	可导致精神萎靡或亢奋等不良反应，国外不推荐 2 岁以下孩子应用
第二代	西替利嗪（1 岁）、氯雷他定（2 岁）	安全性较好
第三代	左西替利嗪（6 个月）、地氯雷他定（6 个月）	安全性更好

还有一类叫作白三烯受体拮抗剂的药物，比如孟鲁司特，6 个月以上的孩子可以使用。孟鲁司特有咀嚼片还有颗粒，可以嚼着吃或者泡水喝。从用量上看，6 个月~6 岁的孩子每次 4 毫克，6~14 岁的孩子每次 5 毫克，14 岁以上的儿童及成人每次是 10 毫克，都是每天晚上睡前吃 1 次。

以上是孩子咳嗽时的用药，如果是过敏性疾病引起的，可能会用到其他的药物。

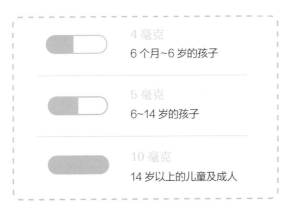

4 毫克
6 个月~6 岁的孩子

5 毫克
6~14 岁的孩子

10 毫克
14 岁以上的儿童及成人

第三类药物——祛痰药

所谓祛痰药，并不是让痰液凭空消失，而是通过药物作用，增加痰液腺体分泌物的排出量，降低痰液的黏稠度，使得痰液更加容易被咳出。儿童一般是通过咳嗽将痰液咳到食道内，最后被吞入消化道排出的，孩子痰少了，咳嗽也就容易减轻了。

宝宝有痰时，可以多喝些水。6个月以上的宝宝可以适量吃些枇杷、梨以助于润肺。

需要注意的是，祛痰药的使用，有时是一把双刃剑。

如果呼吸道中的痰液黏稠，不易被咳出，会刺激孩子咳嗽不断，这时候使用祛痰药，可以帮助孩子缓解咳嗽症状。但是，有时候祛痰药会使痰液的分泌量增多，这样又增加了痰液咳不出来、堵塞气管的风险。

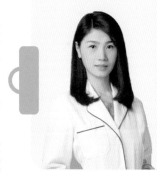

药师爱心提示

对于祛痰药，1岁以下的幼儿尽量不用。1岁以上的孩子可以在医生指导下考虑使用，使用后咳嗽加重，或是本身就是无痰干咳，建议停用或者不使用。

常见的儿童可以使用的祛痰药有：氨溴索、溴己新等，这类药物安全性不错，有需要时，1岁以上的孩子使用比较安全。

不推荐使用镇咳药

镇咳药的作用机理是抑制人体神经系统的咳嗽反射反应，容易出现一些风险，比如说原发疾病没有治愈，可是孩子的咳嗽被镇住了，掩盖了病情，延误了治疗。

另外，咳嗽可以帮助孩子排出痰液，特别是患气管炎或者肺炎这些感染性疾病时，我们鼓励孩子多排痰，这时候如果使用镇咳不当，就可能影响痰液排出，引起炎症加重，延误病情；而且，镇咳药抑制了神经系统，在镇咳的同时，也容易引起一些神经系统不良反应，比如说抑制呼吸中枢，这种不良反应在儿童身上更容易出现。

常见的镇咳药，如可待因、右美沙芬、福尔可定和喷托维林，这些药物在儿科一般很少单独使用。同时，很多复方感冒药中会含有镇咳药，需要家长在用药前认真阅读药品说明书，明确药物有效成分，尽量避免重复使用镇咳药。

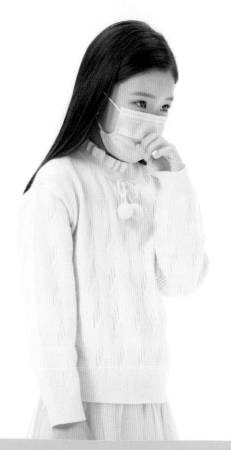

孩子咳嗽时，需要区别疾病原因再考虑用药。

一般不需要吃药
普通感冒引起的咳嗽

考虑在医生指导下用药
细菌或者支原体等引起的其他呼吸道感染，或者是过敏性疾病引起的咳嗽

雾化方式用药

雾化方式用药是指药物经过专用的雾化装置处理后，以气溶胶的形式输出，随呼吸气流进入体内。儿童雾化药物主要作用于呼吸道，起到止咳、化痰、平喘等作用。

雾化用药的优势

相较于常规的口服、注射等给药方式，雾化用药有安全性好、副作用少而且更精准等优点。

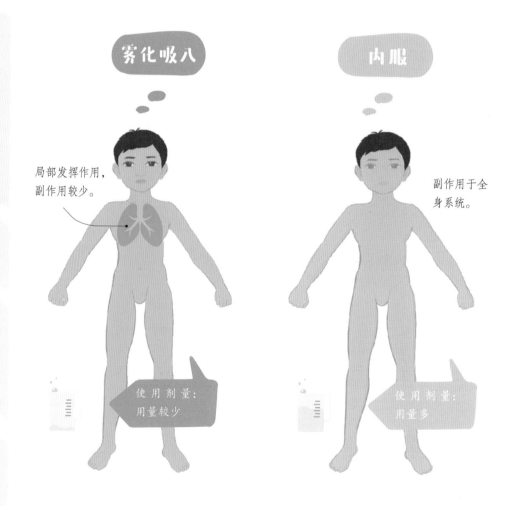

雾化吸入

内服

局部发挥作用，副作用较少。

副作用于全身系统。

使用剂量：用量较少

使用剂量：用量多

局部用药，减少药物副作用

把人体比喻成一座房子，当发生火情时，消防车赶到，向正在着火的家中喷水。如果向家中放水进行扑救，不仅整座房屋的里里外外要被浸泡，而且邻居可能都要遭殃。还有一种更为理想的救火方式，就是将高压水管只对准着火点进行放水扑救。

雾化

雾化给药方式用药量更少，是口服用药规格的十分之几甚至百分之几。

同理，口服药物就像来救火的水，进入胃部溶解，继而会到达心、肝、脾、肺、肾各个器官。而当采用雾化方式用药时，只有极少药量进入全身血液循环，减少肝、肾等其他脏器受到的药物伤害，降低副作用风险。

精准用药，更好地发挥药效

通过吸入雾化药物，药物直接与气道表面黏膜上皮细胞接触，直接发挥作用，更有利于发挥药效。

就像消防车需要合理分配水量一样，患者口服的药物还会进入其他组织器官，那么仅能分配很有限的药量进入呼吸道。雾化这种给药方式使药物的"战斗力"更集中，所需剂量更小，安全性好。

以雾化用的激素药品为例，含量基本上是 1 毫克以下，是口服激素规格的十分之几甚至百分之几。

给药方便、起效快

相较于吃下难咽的药片或药液，通过雾化方式给药更方便，不需要孩子刻意配合，比较符合孩子的用药习惯。

而且雾化方式起效更快，药物通过血液循环运输到呼吸道需要一定的时间，比如相同成分的沙丁胺醇，口服给药的起效时间约为 30 分钟，而雾化的方式仅为 5 分钟。

药师爱心提示

虽然相比于其他给药方式，雾化方式给药有一定优势，但是我们还应切记：雾化用药是局部用药，也会引起局部的副作用。

为了减少副作用，用药后，需要让孩子用生理盐水或温开水漱口。

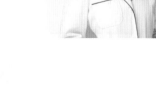

年龄大一点的孩子可以自主漱口，2 岁以下的儿童不会或不愿意漱口，怎么办？

年龄较小的孩子可以喂点白开水；对于不会漱口的小婴儿，可以用纱布蘸生理盐水或用 2.5% 碳酸氢钠棉签擦拭口腔进行口腔护理。

为防止药物吸附在面部经皮肤吸收，雾化前不要抹油性面霜，使用雾化方式治疗后帮孩子清洁面部。

可以考虑采用雾化方式用药的情况

当儿童出现这些情况时，可以考虑雾化吸入方式用药：

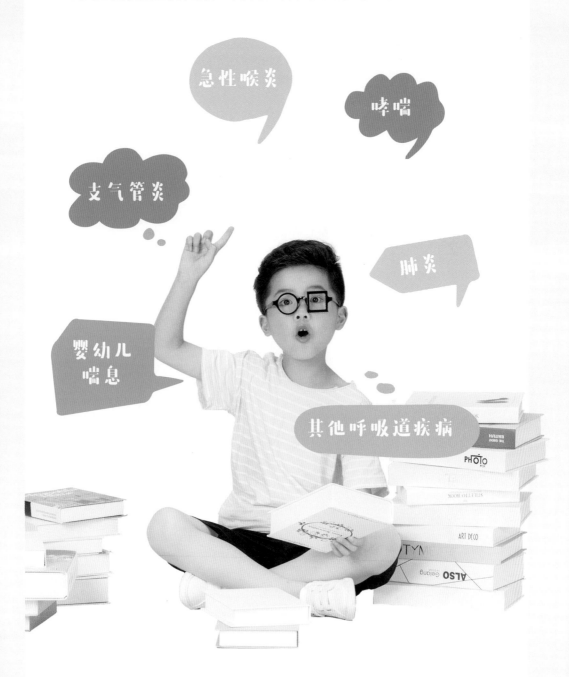

几种常见雾化药物

常用的雾化药物	药物名称	特点
第一类	糖皮质激素。如布地奈德和丙酸倍氯米松	当肺里有哮鸣音或者有哮喘、急性喉炎时，常常会使用这类药物
第二类	支气管舒张剂，比如沙丁胺醇、特布他林和异丙托溴铵	舒张支气管平滑肌，缓解气道痉挛
第三类	生理盐水	除了可以作为其他雾化药物的溶媒，也有湿化气道的作用，使黏稠的痰液变得稀薄，更容易咳出
其他化痰药物	如乙酰半胱氨酸、盐酸氨溴索雾化溶液等	有痰时候医生会考虑雾化方式

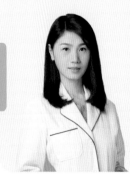

药师爱心提示

　　使用雾化药物需要注意，静脉用溶液是否适宜用于雾化治疗目前是有争议的；"吸入用乙酰半胱氨酸溶液"可作为可吸入的化痰药物，但此药对呼吸道黏膜有刺激作用，有时会引起呛咳或支气管痉挛，所以哮喘的孩子应避免使用。另外，中药注射剂不可以用于雾化。

　　雾化药物很多都是处方药，需要在医生的指导下，选择合适的药物，制订雾化方案。

雾化虽好，仍需注意这些

对于家长而言，当医生提供了雾化治疗方案后，无论是在医院、家里或者其他场所，给孩子做雾化给药的时候，有一些需要大家掌握的护理技巧。

第一，氧驱雾化吸入时，氧流量一般要调到 6~8 毫升 / 分钟，液体量用 4~6 毫升比较合适，每次雾化吸入时间建议 10~15 分钟。吸入速度由慢到快，雾化量由小到大，让宝宝逐渐适应。

第二，雾化前半小时尽量不要让宝宝吃东西，也不要涂抹油性面霜，油性面霜会增加面部皮肤吸收药物的可能。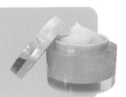

第三，宝宝在雾化治疗时，建议选择舒适的坐姿，婴幼儿也可以选择半坐卧的体位，如果宝宝呼吸道分泌物比较多，可以先拍拍背咳出一些痰液，保持气道畅通。

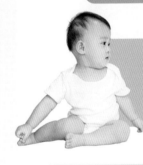

第四，雾化时，最好在宝宝情绪平稳的状态时进行，让宝宝保持自然呼吸即可。大一点的宝宝练习用口吸气、用鼻子呼气。

第五，雾化后，要让宝宝漱一漱口，长期使用激素雾化治疗的宝宝，可以使用 2% 碳酸氢钠漱口，不会漱口的小婴儿可以用棉签擦拭。同时雾化后还要洗一洗脸，清洁皮肤表面的油性物质和残留药物。

雾化用药问答

Q 做雾化时，用嘴吸还是用鼻吸？

用嘴吸。

A

药物经过雾化器形成的气溶胶要先沉降在黏膜上才能发挥作用。婴幼儿鼻腔的口径小，且通道弯曲，药物经过鼻腔时，许多直径较大的药物颗粒容易黏附在鼻腔内壁，因此浪费在鼻腔的药量增多，到达肺泡或者小气道的粒子数量减少，影响治疗效果。当然，对于3个月以下的婴儿来说，这个问题就不必强求了。

Q 雾化的药液量控制在多少合适？

可以把医生开的医嘱上的雾化药物体积加起来得出。

A

一般雾化吸入液体量为4~6毫升，最低不低于4毫升。如果仅用一支布地奈德2毫升药液雾化，算上黏附在吸入管道上的、沉积在雾化器内的药物，2毫升药物中真正能够利用的可能就很少了。

通常雾化的药液量以不超过6毫升为宜，因为婴幼儿的注意力集中时间有限，超过5分钟就会产生厌烦的情绪，容易哭闹，影响雾化吸收的效果。

Q 怎样的姿势是合适的？

宝宝做雾化吸入的时候，最好采取放松的直立坐姿。

A

保持平静的呼吸，尽量避免哭闹的时候进行，因为在哭闹时，口鼻分泌物增多，气道阻力增大，会阻碍药物颗粒到达目标气道。

宝宝哭闹时，吸气比较短促，呼气延长，药物还没来得及吸入就被呼出，药物微粒会受惯性运动的影响而留存在口腔，因此哭闹厉害的婴幼儿就需要暂停治疗。

雾化射流杯手柄也要垂直地面、保持直立。如果宝宝哭闹或躺在床上面罩呈倾斜状态做雾化，面罩没有完全盖住口鼻，都会影响用药效果。

Q 怎样的时机是合适的？

不建议在宝宝吃完东西后马上做雾化，因为雾化吸入过程中气雾容易刺激气道，引起宝宝呕吐。而且口腔里的食物残渣会阻碍雾滴的深入，使药物潴留在口腔里。 **A**

曾经有妈妈在网上购买了雾化机，准备等宝宝吃饱了、睡觉了给宝宝雾化，结果导致食物反流引起窒息，幸好离医院近，在医生的抢救下，才捡回了宝宝的一条命！

因此家长须谨记：雾化吸入半小时前尽量不要进食。

Q 为什么在家做雾化效果不好？

如果想在家给宝宝做雾化，不妨先问自己几个问题。该什么时候雾化？雾化时用什么药？什么情况是药物的副作用？宝宝出现了痰堵塞怎么办？出现了窒息怎么办？ **A**

所以说，雾化存在一定的风险。不要盲目购买和私自滥用！不要在未经就医的情况下擅自使用雾化吸入治疗，选药的种类、使用的时机、剂量的调整等都需要咨询专业的医生或药师。

一些患有哮喘或过敏性呼吸道疾病的宝宝，遵照医生的医嘱及药师的指导在家中规律地进行雾化吸入治疗，可有效减少患儿入院治疗的次数。但是在购买雾化机时，尽量选择正规厂家生产的，如果不了解情况的前提下购入不符合规定的雾化机，打出的药物颗粒太大，进入呼吸道易受阻，起不了应有的作用，延误病情。

在家雾化时建议用10毫升规格生理盐水。生理盐水只要打开过，哪怕只戳个小眼，超过4小时，就容易滋生细菌。建议购买10毫升规格的生理盐水，每瓶只有1毛多钱，用完抛弃。

儿童咳嗽的家庭护理方法

咳嗽虽然是人体的一种机体防御，但是会给孩子带来不适，持续的咳嗽还会影响孩子的睡眠、学习等。掌握一些实用的家庭护理方法，有助于减轻咳嗽的症状，使孩子感觉更舒适。

1.饮用温热的饮品。如果孩子咳嗽伴有痰，较难排出或排不尽，家长可以给孩子喝一些温热的饮品，如川贝雪梨水。做法：将雪梨（连同表皮）用盐搓洗干净，加入少许川贝和冰糖一同熬煮30分钟左右，饮用汤汁，有助于化痰止咳。

2.增加空气湿度。干燥的空气会使鼻腔不舒服，加重咳嗽。保持室温在20℃左右、相对湿度在60%左右，有利于缓解咳嗽的症状。常用方法有：给孩子洗个热水澡或在室内放置绿植、使用加湿器、用湿布拖地板等。

3.睡觉时垫高枕头。严重的咳嗽会影响宝宝的睡眠，当孩子睡觉时，鼻腔内的分泌物很容易流到喉咙，平躺时也不利于排出。这时候可以将孩子的枕头稍微垫高些，或者将床头倾斜15度角，减少鼻腔分泌物向喉咙处流动，以减轻症状。

4.饮食清淡。儿童咳嗽期间需要注意饮食，以清淡、好消化的食物为主，避免进食生冷、油腻、煎炸制品等难以消化的食物。

孩子剧烈咳嗽怎么办

　　在孩子剧烈咳嗽时，给孩子喂水，容易造成呛咳，越小的孩子气管越短，呛咳对他们来说非常危险，在气道敏感的基础上会加重病情，造成再次感染。

　　如果宝宝咳嗽伴有以下情况之一，需要尽早去看医生。

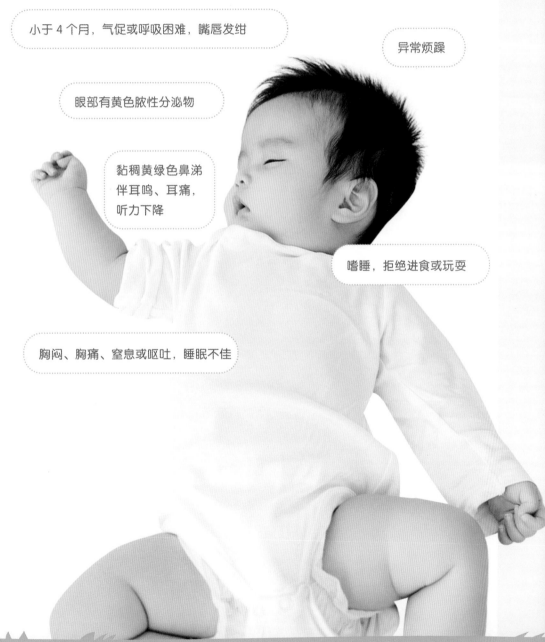

小于 4 个月，气促或呼吸困难，嘴唇发绀

异常烦躁

眼部有黄色脓性分泌物

黏稠黄绿色鼻涕伴耳鸣、耳痛，听力下降

嗜睡，拒绝进食或玩耍

胸闷、胸痛、窒息或呕吐，睡眠不佳

儿童安全科学
用药指南

第三章

退烧药

当孩子发烧时，家长往往会感到焦虑，担心孩子因发烧而发生意外。
因此，孩子发烧也是错误用药和发生家庭护理错误最多的情况。
不当的用药和护理方式极易给孩子带来严重的伤害。

儿童发烧的原因

通常采用肛温 ≥ 38℃或腋温 ≥ 37.5℃定义为发热。导致发热的原因有很多，最常见的是感染的因素，包括细菌、病毒、支原体、衣原体等，其次是结缔组织病、恶性肿瘤以及结核等。

1. 呼吸道感染

发烧是呼吸道感染常见的症状，而呼吸道感染大部分是由病毒感染所引起的，如流感病毒、鼻病毒等，少部分是细菌感染，如肺炎链球菌等引起。病毒性感冒具有一定的传染性，建议患者发病期佩戴口罩，在护理病毒性感冒患者时需防止交叉感染。

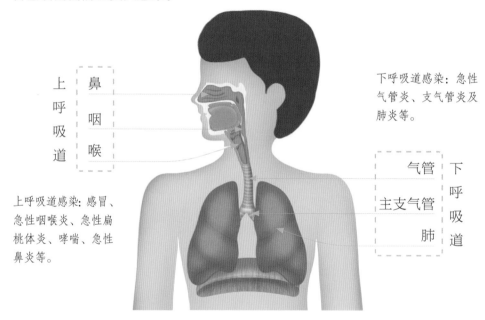

上呼吸道：鼻 咽 喉

下呼吸道感染：急性气管炎、支气管炎及肺炎等。

气管 主支气管 肺 下呼吸道

上呼吸道感染：感冒、急性咽喉炎、急性扁桃体炎、哮喘、急性鼻炎等。

2. 胃肠道感染

手足口病、疱疹性咽峡炎是由肠道感染病毒所引起，表现为发烧、口腔或咽喉痛，孩子往往会出现厌食的症状。疱疹性咽峡炎通常在发热的同时伴有乏力、浑身痛等症状。

急性肠炎是由于肠道病毒感染所引起，大都是由于进食生冷、饮食不洁或错服某些药物所导致。急性胃肠炎的症状是在发烧的同时伴有腹泻、恶心、呕吐等症状。

科学对待发烧

很多家长一遇到孩子发烧就会非常紧张，赶紧去打退烧针或匆忙吃退烧药，有的甚至听信民间说法给发烧的孩子捂汗、喝姜汤等，这些都是错误的做法，不利于孩子的健康。

发烧的好处与坏处

发烧是机体的一种自我保护机制，是免疫系统对病原菌做出的积极反应。

好处

1. 发烧能抑制病原微生物，消灭自身的病毒和细菌，同时减少对他人的传染性。

2. 促使体内产生抗体，提高身体免疫力。

坏处

会影响神经系统功能，影响消化功能，增加心脏负担。

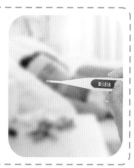

以下情况需要及时就医

如果 3 个月以下的宝宝有高于 38℃ 的发烧，有可能是感染了肺炎、脑膜炎或有细菌感染等，需要尽快送医查明原因。

3 个月以上的宝宝发烧，需要观察其精神状态，如果嬉戏如常，精神状态尚可，可先采用物理方式降温。若体温超过 38.5℃，可以使用退烧药降温。不同种类的儿童退烧药代谢途径不同，常用的退烧药有布洛芬和对乙酰氨基酚两种，注意不要混合服用，1 天用药不超过 4 次。如果用药后体温仍没有下降趋势，就需及时就医查明原因。

2 岁以下的孩子持续发烧超过 24 小时、2 岁及 2 岁以上的孩子持续发烧超过 3 天也都应该送医院做具体的检查。

孩子发烧的用药原则

发热会导致体内丧失过多的水分，应注意适当地补充水分及电解质。导致发烧的原因有许多，需要对症治疗。

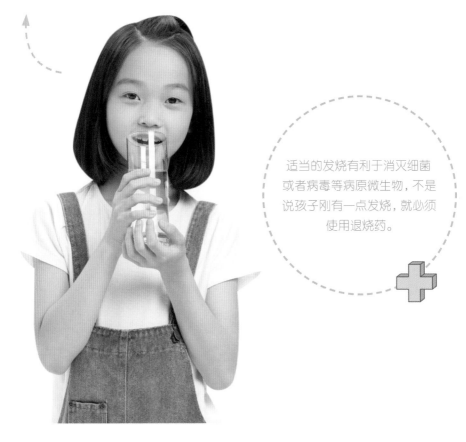

适当的发烧有利于消灭细菌或者病毒等病原微生物，不是说孩子刚有一点发烧，就必须使用退烧药。

正常情况下，人体的腋窝温度是 36~37℃。儿童的体温会随着年龄的增长，出现小幅度的变化，通常婴儿和幼儿的正常体温会稍高于大龄儿童。同时，正常体温在一日之内的不同时间、不同环境、不同状态下，也会有波动。

一般情况下，当孩子的腋窝温度大于或等于 37.5℃ 的时候，需考虑孩子是否发烧了。需要强调的是，每个人的基础体温是有差异的，这个温度也只是一个参考值。除了看体温计上的数字，还要注意观察孩子有没有异常表现，比如有没有情绪不好、无精打采、浑身乏力等状况。

退热治疗的主要目标是改善孩子的舒适度，而不是仅关注体温是否降至正常。

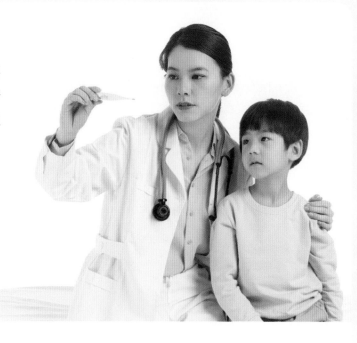

关于退烧药的使用，临床上的用药原则

当孩子腋窝温度大于 38.5℃，或者虽没有到 38.5℃，但是孩子明显精神状态不好，比如说烦躁、不好好睡觉，或者精神萎靡、昏睡不醒等，就要考虑使用退烧药了。

大部分的病毒感染从发病到结束有 7~10 天的时间。生病过程中时有发烧，如果孩子精神活力尚可，并且每天发烧的次数不断减少，这表示病情可能在好转。如果长时间反复发烧，则需要尽快就医。必要时需做血常规、胸部 CT 或者 X 射线等检查，查看肺部感染的情况。

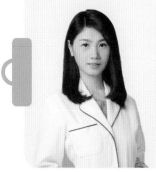

药师爱心提示

腋窝温度 38.5℃只是一个通用的参考数值，并不是绝对的用药标准。孩子的体温本身就会在一定范围内波动，所以，是否给孩子使用退烧药，更多的我们还要结合孩子发烧时的状态。如果明显感觉孩子精神状态不好、身体不适，即使腋窝温度没有超过 38.5℃，但是有明显上升的趋势，也可以考虑使用退烧药。

退烧药的选择

退烧药的选择，我们推荐的药物有两类：对乙酰氨基酚和布洛芬。

第一类药物：对乙酰氨基酚

儿童用的大多都是溶液制剂，方便根据孩子的不同体重来量取需要的剂量。而且，这类药物退热作用温和，不良反应轻微，适用于 3 个月以上的孩子。

使用时，需要根据孩子的体重确定用药剂量，也就是每次服用 10~15 毫克／千克体重，用药的次数为 24 小时内最多服用 4 次，两次用药间隔时间不能小于 4 个小时。饭前、饭后服用都可以。

孩子使用对乙酰氨基酚时，药品用量需要严格根据体重来定。

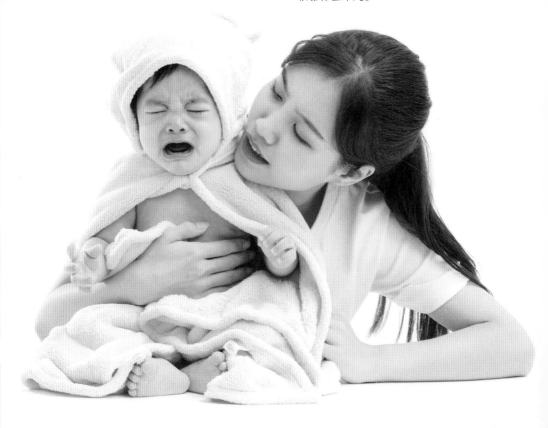

第二类药物：布洛芬

和对乙酰氨基酚相比，这类药物退热作用的强度稍大一些。

6 个月以下的婴儿，肾功能还不完善，使用布洛芬出现肾毒性的风险可能会增加。因此，一般建议 6 个月以上的宝宝才可以使用布洛芬。

通常是在婴幼儿感染性疾病的高热阶段，比如得了流感、幼儿急疹或者其他容易引起高热的疾病，致使孩子腋窝温度超过 39℃甚至 40℃，会考虑使用布洛芬退烧；或者是之前使用过对乙酰氨基酚，效果不显著，也可以考虑改用布洛芬。

3 个月以下宝宝发热，目前用什么药还没有确凿的临床研究数据，建议去医院诊治，不建议自行用药。

布洛芬的不良反应为轻度的肠胃不适，偶有皮疹等。

使用时，同样需要根据孩子的体重确定用药剂量，也就是每次服用 5~10 毫克 / 千克体重，24 小时内最多服用 4 次，两次用药间隔时间不能小于 6 小时。饭后服用可以减轻药物对孩子胃肠道的刺激。

两种退烧药的区别

虽然对乙酰氨基酚和布洛芬都是退烧药，但是二者在适用范围和用药情况上有差别。

对乙酰氨基酚 vs 布洛芬

类别	对乙酰氨基酚	布洛芬
适用年龄	3 个月以上	6 个月以上
用药剂量	每次用药 10~15 毫克 / 千克体重	每次用药 5~10 毫克 / 千克体重
用药时间	饭前或饭后服用均可	建议饭后服用
用药频次	间隔时间 4~6 小时，每天不超过 4 次。用药不超过 3 天	间隔时间不少于 6 小时，每天不超过 4 次。用药不超过 3 天
退热效果	作用温和，适合低中度发热的情况	退热效果强，持续时间长，能减少给药次数，避免晚间高烧反复，适合高热的情况
选择情况	腋窝温度 38.5℃或发烧伴随精神状态不好的症状	高热时或者使用对乙酰氨基酚效果不佳时考虑
大剂量时不良反应	可能会导致肝细胞的损害和坏死	对肾的损害不能忽视，但是在停药之后大部分可恢复

可以替换，不可以交替使用

对乙酰氨基酚与布洛芬不推荐联合或交替使用

虽然这两种药联合使用或者交替服用时，比单独服用任何一种在退热方面效果会更强。但是，这种方式并不能改善孩子生病期间的舒适度，目前也还不清楚这种体温降低是否具有临床意义。

此外，关于联合或交替使用退热药治疗的安全性信息较少，两种药物的使用剂量又不同，家庭中极容易导致家长给药错误或者混淆药量，出现使用不当造成儿童肝脏或肾脏的损伤。所以，一般不推荐家长将这两类药物联合或者交替使用，病情需要时，最好进一步咨询医生。

这两种退烧药可互相替换

退热药是为了让孩子更舒适些。不同的孩子，对药物吸收和代谢都会存在个体差异。如果孩子用某种药效果不明显，可替换另一个。

比如宝宝服用对乙酰氨基酚，3~4 小时后体温还是偏高，精神状态也没有得到改善，可以替换成布洛芬。同样道理，服用布洛芬效果不显著，也可在 3~4 小时后换成对乙酰氨基酚。

注意：这里是直接替换另一种药物使用，不是两药交替。

不过，如果患者持续发热超过 3 天，在病程中最高温度明显升高或者出现新的症状，应及时就医。

患胃肠道疾病时，宝宝慎用这两种退烧药

由于两种药物对肝脏、胃肠道、血小板有药理作用，以下情况需要注意：孩子有胃部或肠道溃疡，或者曾发生内脏出血，请告知医生，医生可能会根据孩子的情况调整治疗方案或联合使用可保护胃肠道的药物。

注意使用剂量

无论使用哪种退烧药，一定要注意使用剂量。使用剂量要适中，如果用量过小，会起不到预期的退热效果；如果用量过多，则会对孩子身体造成伤害。

第一，用药的计量单位是毫克，不是毫升。

很多儿童用的退烧药物都是溶液剂型，家长很容易将毫克和毫升混为一谈。所以，使用时需要留意药品说明书，或者药盒上的"规格"一栏，注意换算实际用药量。比如，有的布洛芬药物说明书上写着"100毫升：2克"，也就说明每毫升药里含布洛芬20毫克。需要先确定孩子的用药剂量是多少毫克，再对应不同的药品规格，换算成应该口服多少毫升。

第二，用药剂量需要按照孩子的体重来计算。

一般药物说明书上，也会有建议服用剂量。比如，布洛芬混悬液（俗称：美林）的建议剂量是每次4毫升。但是，有不少家长反映说，按照说明书上的剂量给宝宝喂了药，效果不太好，这是为什么？

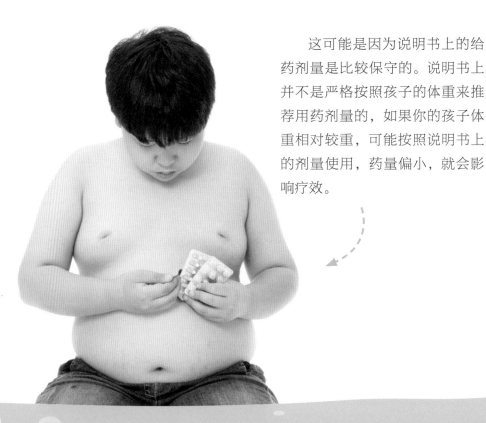

这可能是因为说明书上的给药剂量是比较保守的。说明书上并不是严格按照孩子的体重来推荐用药剂量的，如果你的孩子体重相对较重，可能按照说明书上的剂量使用，药量偏小，就会影响疗效。

以布洛芬混悬液（俗称：美林）为例，该药品的规格是 100 毫升含布洛芬 2 克，也就是每毫升含布洛芬 20 毫克。如果宝宝的体重是 10 千克，按照布洛芬单次最大安全剂量 10 毫克／千克体重／次来计算，每次最多可以吃 100 毫克，换算成服用体积就是一次 5 毫升。而说明书里建议的服用量是 4 毫升。所以，可能用药量就少了。

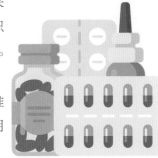

因此，家长根据孩子的体重来计算服药量更准确。同时，一定要使用药物附带的测量工具，家用的调羹和量勺常常不够精确。

第三，混悬液沉淀导致药品浓度不均

有时候混悬液剂型的有效成分容易沉淀在底部，出现上半部分药量不够的问题。所以，从药瓶里倒出药液前，最好轻轻摇一摇，保证药物均匀分散，轻轻摇匀即可，一定不要用力太猛，否则容易产生气泡，影响剂量测量的准确性。

药品沉淀或不同药品叠加使用都会导致儿童用药剂量不准确，影响治疗效果。

不推荐退烧药与含有退热药成分的复方感冒药合用。重复用药会产生药物过量中毒风险。

退烧药物的问答

通常，我们建议用的退烧药物是对乙酰氨基酚、布洛芬，其他药物不推荐使用。一些退烧药物在宣传中利用孩子发烧时家长的焦虑心理，极易对家长们形成误导。

Q 退热"屁屁栓"比口服药物安全性更高吗？

A

总觉得药物不吃到肚子里就更安全，是吗？并不是！

把药物塞入宝宝的肛门，药物依然会进入血液系统发挥药效，最后也会经过肝脏代谢、解毒，因此从安全性上讲，栓剂和口服的区别并不大。

如果孩子没有恶心呕吐，或者拒绝服药、无法口服药物的情况，建议优先考虑口服的剂型，口服剂型更便于精确药物使用量。

如果觉得"屁屁栓"没有副作用，又给宝宝口服了含与"屁屁栓"相同成分的药物，会造成服用药物的剂量过量，增加肝损伤的风险。而且由于栓剂药物释放得很快，降温太迅速，会引起出汗增多，也会造成宝宝不适，因此，一定不能盲目选择"屁屁栓"。

Q 为什么用了退烧药体温没降？

A

当宝宝喂药困难或有频繁呕吐的症状时，可以选择用"屁屁栓"。使用了"屁屁栓"之后，如果宝宝体温还是没有很快降下来，原因可能有以下几点：

一是因为宝宝可能处在体温的上升期。

二是可能因为使用量不足，根据宝宝的体重进行剂量的换算，如果不确定，建议向医生或药师确认使用剂量。

Q 儿童禁用药品有哪些？

A 经过多年的临床实践证明，阿司匹林、赖氨匹林、安乃近、尼美舒利，这些都不适合作为儿童退热药物。

另外，也不要将糖皮质激素单纯作为儿童退热药物使用，除非有其他治疗目的，比如，合并出现川崎病等，或者有其他免疫系统疾病时才会考虑使用。

Q 有哪些物理降温的方法？

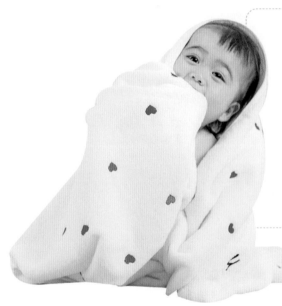

A 并不提倡采用如捂汗、冷水浴、酒精擦身等。

经过大量研究表明，这些方法对于退热的效果并不大，反而存在很多副作用。孩子发烧时需要多休息，适量穿些透气性好的衣服以利于散热。孩子发烧时家长应采用科学的护理方法辅以必要的药物治疗。

Q 用退热贴可以退烧吗？

A 退热贴属于国家二类医疗器械产品。退热贴的原理是通过胶状物质中的水分汽化将热量带走，有助于散热。然而，退热贴的面积非常有限，对全身退热的作用并不大，还有可能引起宝宝过敏，一般也不推荐使用。

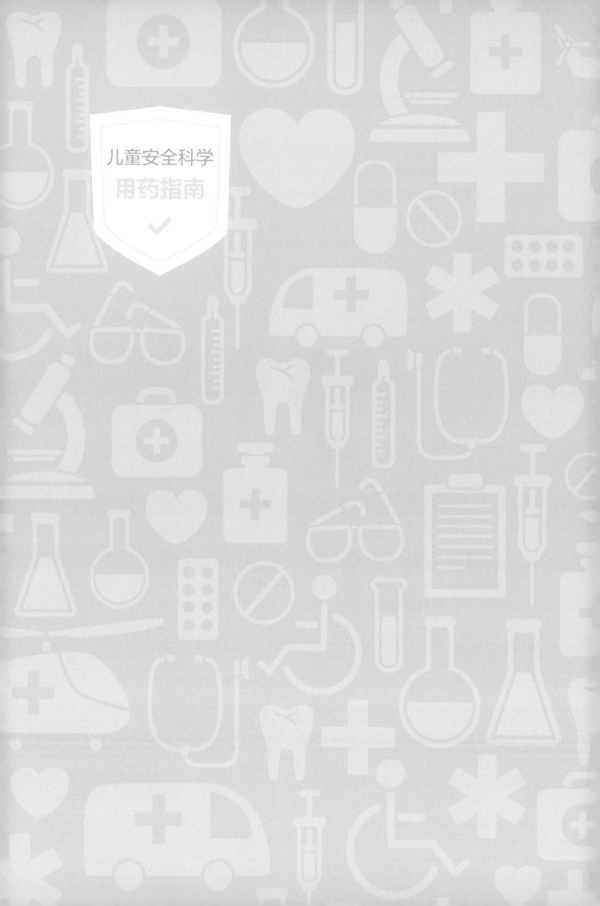

儿童安全科学
用药指南

第四章

感冒、流感
怎么用药

感冒是种常见的病症，分为普通感冒和流行性感冒。普通感冒一般不需要特殊治疗，或者选择单一成分的药物"对症干预"，不建议随意使用复方感冒药。流行性感冒，也就是流感，除"对症干预"外，可以遵医嘱使用抗流感病毒特效药——奥司他韦。

儿童感冒也分类型

感冒，也就是我们说的上呼吸道感染，或者简称"上感"，一般是呼吸道病毒感染引起的。病毒感染的类型不同，儿童感冒又分为"普通感冒"以及"流行性感冒"，"流行性感冒"也就是我们常说的"流感"。

普通感冒与流感的区别

流感与普通感冒最大的区别是具有很强的传染性，以突然高热和全身症状等为主要征兆。具体对比如下：

项目	流感	普通感冒
症状	突然高热、头痛、关节疼痛、肌肉疼痛、咳嗽、喉咙痛、流鼻涕等	喉咙痛、流鼻涕、鼻塞、打喷嚏、咳嗽、发烧等
特征	乏力、厌食等强烈的全身症状	鼻咽部的局部症状
发热	39~40℃，可伴寒战	不发热或轻、中度发热
发病	迅速	相对缓慢
病因	流感病毒	鼻病毒、腺病毒等
传染性	强，丙类传染病	弱

通常宝宝出现发烧、关节疼痛等症状后，在 12~48 小时内进行流感病毒检测。

症状出现后即刻检测，因为病毒量很少，检测结果可能为阴性。快速检测试剂盒将在 12 小时或更长时间后达到足够的病毒载量以显示阳性。

普通感冒

普通感冒通常是因为孩子感染了鼻病毒、腺病毒、柯萨奇病毒、冠状病毒、副流感病毒等引起的。这时候，孩子可能会出现打喷嚏、流鼻涕、咽痛、咳嗽等症状，一般不发热，或者出现低热。普通感冒是一种自限性疾病①，不一定要吃药，一周左右疾病就可以好转恢复。

在护理患了普通感冒的儿童时，需要针对孩子的症状采取科学的家庭护理措施，冷静、理智地对待。孩子生病期间需要多休息、保证充足的睡眠，尽量使孩子感到舒适。

如果孩子感冒时伴随咳嗽，需要考虑是不是感冒诱发了过敏性疾病，比如过敏性鼻炎、过敏性咳嗽等，可以遵医嘱选择西替利嗪、孟鲁司特等抗过敏药物。

感冒时孩子咳嗽，喉咙有痰，可以考虑盐酸氨溴索、溴己新等药物化痰。

感冒咳嗽症状明显，出现喘息，可以考虑雾化治疗缓解症状。

临床上，如果孩子的感冒症状明显，治疗的原则是"对症用药"，也就是针对孩子的症状，首选单独成分的药物来缓解症状，使孩子感觉舒适一些。

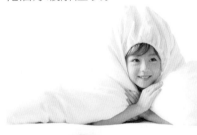

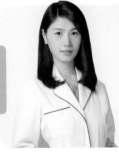

药师爱心提示

如果孩子感冒时伴随发热，腋窝温度超过38.5℃，或者孩子发热时精神状态很不好，可以选用对乙酰氨基酚或者布洛芬退烧。普通感冒一般不需要特殊治疗，或者选择单一成分的药物"对症干预"。

①自限性疾病，指疾病不会造成明显的临床症状，或者虽然造成一些症状但是持续的时间不长，在疾病的症状消失之后，并不会对身体造成过大的或者永久的伤害。

流行性感冒

　　从症状上看，孩子可能出现怕冷、头痛、四肢酸痛，有的还会出现恶心、呕吐、腹泻等消化道症状，容易疲乏、虚弱、头昏，总是打不起精神，而且往往伴随高热，腋窝温度可能超过 39℃，甚至 40℃，症状持续 3~5 天。

　　从检查上看，孩子出现疑似流感症状，医生还会通过鼻咽拭子试验，检查流感病毒，辅助诊断病情。

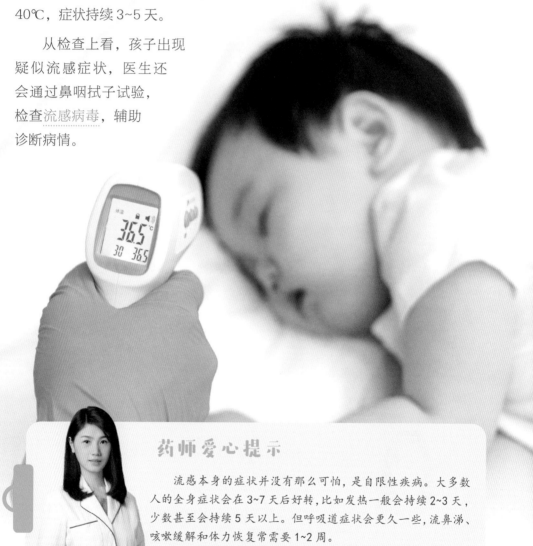

流感的典型症状

1.新生儿流感相对比较少见，在感染以后往往容易出现并发症，比如合并肺炎，如果发现孩子不爱吃奶、嗜睡、呼吸不好等情况要及时就医。

2.婴幼儿（3岁以下）流感的症状实际上往往并不那么典型，发烧是主要表现，突然间就发热起来，很快就飙升到39~40℃，开始发热时还有打哆嗦、畏寒的表现。并且发病后，前1~2天没有流涕、咳嗽等症状。如果家里有过或者接触过流感样症状的人，家长就应该高度警惕，孩子也很有可能是流感。

3.学龄前和学龄儿童。流行病学调查显示超过40%的学龄前儿童以及30%的学龄儿童是流感的易患人群，因为幼儿园、学校是人员密集的地方，病毒更容易传播。这个年龄阶段的孩子如果突然间出现发热，很快飙升到39~40℃，同时出现畏寒、乏力、肌肉酸痛、嗓子疼、肚子疼、食欲减退等不舒服表现，说明孩子可能得了流感。如果孩子没有发热，也可能有这些表现。并且发病后，在最初1~2天没有呼吸道症状，之后才出现咳嗽，咳嗽可能会加重，这时孩子也很可能得了流感。

如果孩子发热的同时伴随流鼻涕、咳嗽等症状，发热时体温有慢慢爬升的过程，那提示普通感冒的可能性更大些。

警惕流感的并发症

流感并不可怕，真正可怕的是流感引发的并发症，比如喉炎、急性中耳炎、支气管炎、肺炎、心肌炎、脑炎等。

哪些儿童容易出现并发症

▶ 5 岁以下尤其是 2 岁以下的孩子。

▶ 合并肺部疾病，如哮喘。

▶ 合并神经肌肉疾病，如肌营养不良。

▶ 肿瘤或免疫系统低下的孩子。

▶ 糖尿病。

▶ 镰刀细胞疾病。

▶ 肾脏疾病或肝脏疾病。

▶ 特定情况下需要长期服用阿司匹林的孩子。

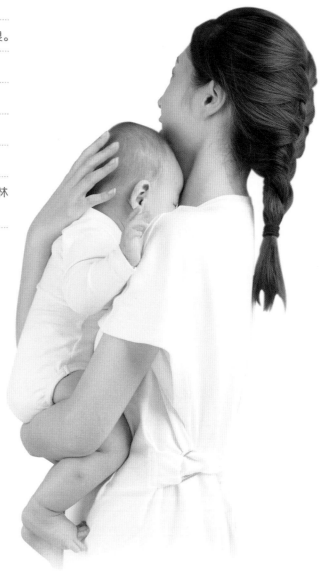

除此之外的儿童被认为属于低危儿童。一般情况下，低危儿童患流感可能不需看医生便自愈了。但是，如果低危儿童出现了一些并发症，也需要由医生诊断并治疗。

不能忽视的重症流感

普通流感的患儿如果没有进行科学护理或治疗，极易发展成重症流感。重症流感往往会导致患儿出现精神上的改变，同时会引发肺炎等情况，严重者有生命危险，需要特别注意。

哪些症状提示重症流感

1. 精神状态差，身体虚弱、昏昏欲睡或睡眠中难以唤醒

2. 全身酸痛，躁动、惊厥、易怒等。年龄小的宝宝由于不会表达，可能会表现为哭闹不止

3. 呼吸频率快，呼吸困难，口唇紫绀

4. 持续高烧，宝宝畏寒，有时伴有皮疹

5. 咳嗽加重，咳嗽不止

6. 严重呕吐、腹泻或有脱水的症状

何时该去医院

- 易发生并发症的高危儿童。
- 呼吸困难或呼吸频率增快。
- 肋间隙凹陷。
- 不咳嗽时口唇及脸上呈青紫色。
- 胸痛，不能深呼吸。
- 喘息（气紧，呼气性喘鸣音）。
- 怀疑脱水。
- 体温超过 40℃，并且口服退热药后 2 小时没有改善。
- 发热持续超过 3 天，退热超过 24 小时后再次发热。

以上情况需及时就诊！

流行性感冒的用药治疗

与普通感冒相比，流感更容易出现重症，虽然概率不高，但是需要引起重视。流行性感冒容易引发的重症有：

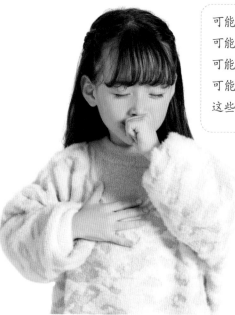

可能发展成流感肺炎；
可能损伤心脏，出现心肌炎、心包炎；
可能损伤颅脑，引起脑炎、脑膜炎；
可能损伤肾脏，引起肾炎、严重的肾衰竭等，
这些都是比较严重的流感重症。

与普通感冒一样，流感也是一种自限性疾病，一般 7~10 天可以自己痊愈，并不可怕。

临床上，患流感的孩子除了和普通感冒一样"对症用药"，必要时还需要遵医嘱使用抗流感病毒的特效药，首选口服奥司他韦。

一方面，研究发现，奥司他韦可以缩短大概 1 天的流感病程，也就是说可以帮助孩子尽快好转恢复；另一方面，可以减少发展成流感重症的风险，减轻疾病的严重程度。

奥司他韦整体安全性良好，最常见的副作用是胃肠道反应，出现恶心呕吐的概率在 15% 左右，通常偶尔发生一次呕吐，或者用药的前两次更容易发生，1~2 天后呕吐的情况会缓解。另外，也有一些罕见的相对严重的不良反应，比如严重过敏，出现幻觉、抽搐等。

奥司他韦属于处方药，使用时一定要遵医嘱，不要擅自用药。

奥司他韦的用药方法

从用药时间看，推荐发病后 48 小时内服用。

奥司他韦的药物机理是，阻碍流感病毒继续复制，一般情况下，病毒的复制生长时间是 48 小时，如果发病 48 小时后再使用，治疗效果就没那么好了。所以，每年的流感爆发季节，孩子出现流感症状后，需要及时就医诊断，确诊后及时治疗干预。

从用药剂量看，孩子的年龄或者体重不同，用药剂量会有区别。

轻度到中度流感的孩子不建议吃奥司他韦，因为相较于治疗收益和风险，弊大于利。存在高危因素的孩子用药后，也不能因为过于相信它而忽略病情的监测。

药品知识链接

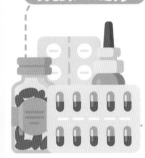

超过 13 岁的孩子或者成人，可以选择磷酸奥司他韦胶囊，推荐口服剂量是每次 75 毫克，每天 2 次，共 5 天。

超过 1 岁，不满 13 岁的孩子，可以选择磷酸奥司他韦颗粒，推荐根据体重计算服药剂量，也是服用 5 天。

23 千克 < 体重 ≤ 40 千克

每次服用 60 毫克，每天 2 次

15 千克 < 体重 ≤ 23 千克

每次服用 45 毫克，每天 2 次

体重 >40 千克

每次服用 75 毫克，每天 2 次

体重 ≤ 15 千克

每次服用 30 毫克，每天 2 次

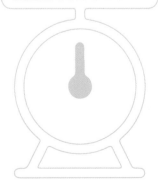

推荐口服奥司他韦使用剂量表

人群		治疗剂量	
年龄	其他划分	单次剂量	疗程
1岁及以上	实际体重≤15千克	30毫克/次	
	15千克<实际体重≤23千克	45毫克/次	
	23千克<实际体重≤40千克	60毫克/次	
	实际体重>40千克（或成人）	75毫克/次	
1岁以下	9~11月婴儿	3.5毫克/千克（体重）/次	每天2次，共5天
	0~8月足月婴儿	3毫克/千克（体重）/次	
早产儿	矫正年龄<38周	1毫克/千克（体重）/次	
	38周≤矫正年龄≤40周	1.5毫克/千克（体重）/次	
	矫正年龄>40周	3毫克/千克（体重）/次	

数据来源：美国《2018~2019 AAP 儿童流感的预防与控制建议》。

服用奥司他韦的注意事项

奥司他韦对流感的预防作用仅在用药时才具有，停药就没有了；且在已经感染病毒、病毒在体内的情况下药物才能发挥作用。因此，不建议随意使用奥司他韦来预防流感。

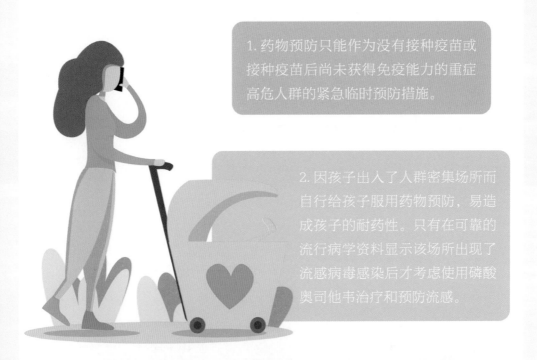

1.药物预防只能作为没有接种疫苗或接种疫苗后尚未获得免疫能力的重症高危人群的紧急临时预防措施。

2.因孩子出入了人群密集场所而自行给孩子服用药物预防，易造成孩子的耐药性。只有在可靠的流行病学资料显示该场所出现了流感病毒感染后才考虑使用磷酸奥司他韦治疗和预防流感。

3.预防用药的使用周期一般在 10 天左右，时间较长，考虑到奥司他韦的不良反应，不应作为儿童预防流感的首选。

另外，奥司他韦不能取代流感疫苗。如果孩子上学，每天接触人员较多，建议以注射流感疫苗的方式来预防流感更为合适。

慎重选择药物

最后，无论是普通感冒，还是流行性感冒，使用药物时都需要慎重选择。

第一，不建议随意给孩子选用复方感冒药

这里说的复方药指的是一种药物里包含了多种有效成分。市面上常见的感冒药多为复方药，药名字中一般会有"氨""酚""敏""麻""美"这样的字眼，成分复杂，每多一种药物成分，也就会多承担一些药物不良反应的风险，所以，不明所以地给孩子服用会存在一定的风险。

> 国际上普遍的建议是，不推荐 4 岁以下的孩子用复方感冒药，4~6 岁的孩子要在医生的指导下衡量利弊后使用。

第二，不要滥用抗菌药物类药物

感冒一般是由病毒感染引起的，单纯的病毒感染，抗菌药物没有任何作用，更不要因为感冒而要求医生输液使用抗菌药物，滥用抗菌药物可能会造成抗菌药物相关性腹泻和鹅口疮，还可能导致细菌耐药，以后需要时再用抗菌药物反而没有效果了。

如果孩子有持续高热不退、咽喉肿痛，痰液浓稠变黄的表现，可能怀疑细菌感染，应该及时就医，在医生指导下再考虑是否使用抗菌药物。

第三，不要随意使用抗病毒药物

我们常说的抗病毒药物，包括利巴韦林、阿糖腺苷、重组人干扰素等，都不能用于感冒治疗。抗流感病毒的特效药奥司他韦仅对流感有效，对普通感冒没有效果，不能给普通感冒的孩子使用。此外，还有各种冠以"抗病毒"名义的中成药，成分不明、安全性不明、有效性不明，不建议给孩子使用。实际上，几乎没有药物可以用于普通感冒病毒，也不需要使用。

哪些药物儿童不能用

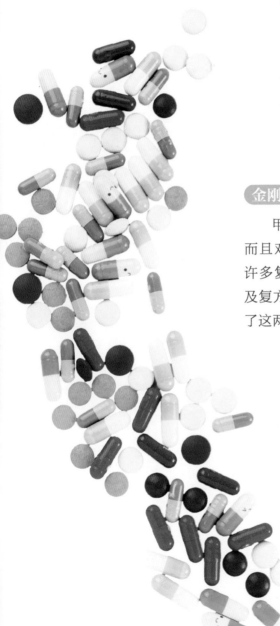

利巴韦林

任何给药形式包括口服、雾化、输液都不可以，因为利巴韦林治疗流感的作用机制不明确，在治疗儿童流感时，不仅疗效不明确，而且还会产生严重的副作用。

金刚烷胺、金刚乙胺

甲型流感病毒对这两种药物高度耐药，而且对于乙型流感无效。许多复方抗病毒口服液及复方感冒药物都添加了这两种成分。

1岁以下的婴幼儿禁用金刚烷胺。

中药注射液

有效性不确定，作用于儿童会有副作用较大的风险，不建议使用。

关于流感的提问

Q　是不是 6 岁以上的儿童就可以放心大胆地用复方感冒药呢？

并不是！

A

这里的年龄限制，更多考虑的是药物的安全性。同时，我们还需要考虑药物的有效性。举个例子来说明一下，儿童氨酚黄那敏颗粒，通常里面有 3 种药物成分，一种是对乙酰氨基酚用来退热镇痛，一种氯苯那敏用来缓解鼻塞、流鼻涕、打喷嚏，还有一种中药成分是人工牛黄，有解热镇痛等作用。

如果孩子不是同时出现3种对应的症状，多余的药物成分对孩子来说就完全没有必要，容易造成过度用药或者我们医生说的无指征用药。

Q　听说服用奥司他韦可以预防流感，可以在流感高发季给孩子服用吗？

不建议。

A

虽然奥司他韦对流感有预防作用，但是需要连续用药 10 天，考虑到药物所产生的不良反应，不建议家长给孩子服用奥司他韦来预防流感。除非孩子有明确的流感患者接触史，而且不便于和患者隔离，或者已经出现疑似流感症状而没有及时确诊，可以在医生指导下预防性用药。

注意：预防流感，给孩子接种流感疫苗可能是更好的选择，可以咨询疫苗接种部门，再给孩子进行接种。

Q　如何预防流感？

目前针对流感的疫苗防范的策略主要是三方面，即疫苗接种、抗病毒药物和卫生干预。

A

流感疫苗并不能防住全部的流感病毒，但接种流感疫苗仍是预防流感和控制其传播的最佳途径。打完流感疫苗后，2~4 周后达到保护身体的最佳水平。对于不满 6 周岁的儿童来说，接种流感疫苗是预防流感最有效的方式。

Q 流感疫苗要不要打？

A

推荐接种流感疫苗。

每年流感季节，全球会出现 300 万到 500 万重症病例，有 30 万到 60 万人死亡，其中，孕妇、婴幼儿、老年人和慢性基础疾病患者居多。因此，我们推荐 6 个月到 5 岁的孩子、60 岁及以上老年人、慢性病患者、医务人员、6 月龄以下婴儿的家庭成员、孕妇或准备在流感季节怀孕的女性，都应该优先接种流感疫苗。

Q 流感疫苗接种的最佳时间是什么？去年打了今年还要打吗？

A

每年 10 月是接种流感疫苗的最佳时间。

药品知识链接

疫苗接种后，需要 2~4 周时间才能产生具有保护水平的抗体。为了保证接种者在流感高发季节前获得免疫保护，最好在 10 月底前完成免疫接种。当然，如果 10 月底前没有来得及接种的，整个流感流行季节都可以接种。

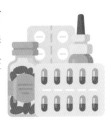

另外，流感疫苗只能维持一段时间的保护作用，换句话说，接种 6~8 个月以后，抗体慢慢地下降。而且，每年流行的毒株略有差异，疫苗成分也可能不同。所以，推荐每年接种 1 次流感疫苗。

Q 流感疫苗分 3 价和 4 价是什么意思？

A

3 价和 4 价是疫苗种类。

目前引起流感的主要是 4 种病毒。3 价抵抗 3 种病毒；4 价抵抗 4 种。如果有条件的话，尽量选 4 价，可以多重保护。

流感的居家护理

宝宝患流感，在家护理的注意事项如下。

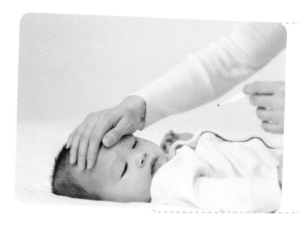

发热的护理

▶ 1. 首选退烧药。对乙酰氨基酚或布洛芬都可以，不建议用其他药物。

▶ 2. 鼓励孩子多喝温水，避免给孩子穿着或盖得过多。

缓解咽喉疼痛

▶ 1岁以上的孩子，可以少量多次喝温凉的液体。

▶ 在疼痛明显时，布洛芬可以有效缓解疼痛。

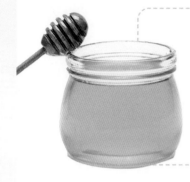

咳嗽的护理

▷ 咳嗽有痰时，可以多喝水（6个月以下的宝宝可以勤喂奶）来稀释痰液，促使排出。

▷ 减少因咽部刺激或瘙痒所致的干咳：1岁以上的孩子，可以给予1/2~1茶匙（2~5毫升）蜂蜜缓解。

鼻腔黏液增多，流鼻涕

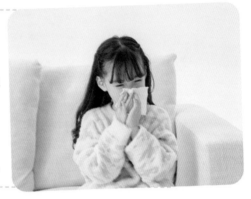

▷ 1. 擤鼻涕。用生理性海盐水将病原体冲洗出鼻腔。

▷ 2. 涂抹白凡士林于鼻腔周围皮肤。

▷ 3. 可以用滴鼻盐水，软化干燥的鼻痂。

　　流感病毒会在洗剂产品的作用下"丧命"，至于怎么洗，用哪种清洁剂，其实都可以。病毒不耐热，在56℃条件下30分钟可灭活。如果物件不怕热也可以用煮沸的方式；如果无法用水清洗，比如孩子的一些玩具，可以考虑用酒精擦拭。

注意，这里说的是医用酒精，即75%的酒精溶液。

　　孩子居住的房间公共空间、地面，可用含氯消毒剂消毒，如84消毒液。84消毒液原液有效氯含量≥5%，相当于50000毫克/升。可用1份原液对水99份，配成500毫克/升的溶液进行消毒。

尽量避免传染

流感具有很强的传染性，当感染的人说话、咳嗽或打喷嚏时，含有病毒的飞沫就会散播，引发传染；另外，与感染流感的人握手等肢体接触以及触摸共同的公用设施也会导致病毒传染。并且流感病毒感染还有 1~7 天的潜伏期，潜伏期也有传染性。因此，在日常生活中，流感病毒传染的预防非常重要。

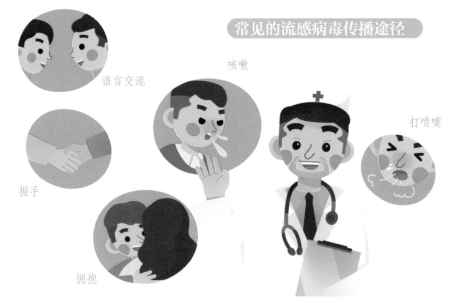

常见的流感病毒传播途径

语言交流

咳嗽

打喷嚏

握手

拥抱

流感极易传染，流感盛行期间应减少接触他人，尽量居家休息。

认真洗手

回到家里或饭前要洗手：洗手指、指尖、指甲、手腕之间。如果没有条件也可以用医用酒精消毒处理。

洗手步骤

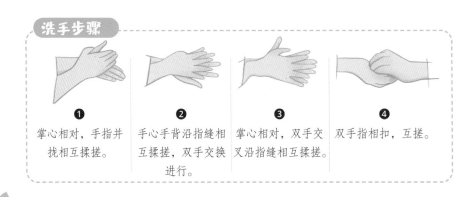

❶ 掌心相对，手指并拢相互揉搓。

❷ 手心手背沿指缝相互揉搓，双手交换进行。

❸ 掌心相对，双手交叉沿指缝相互揉搓。

❹ 双手指相扣，互搓。

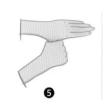

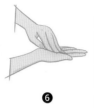

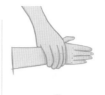

❺
一手握另一手大拇指旋转揉搓，交换进行。

❻
将五个手指尖并拢在另一手掌心旋转搓擦，交互进行。

❼
旋转式擦洗手腕、手臂，交替进行。

注意：
1. 每步至少来回洗五次；
2. 尽可能使用专用洗手液；
3. 洗手时应稍加用力；
4. 使用流动的清水；
5. 使用一次性纸巾或已消毒的毛巾擦手。

咳嗽礼节

▶ 咳嗽或打喷嚏时，用纸巾等捂住嘴巴和鼻子，将脸部转过距离人1米远的地方。

▶ 戴上口罩。提示人们戴口罩咳嗽。

▶ 粘有鼻涕和痰的纸巾丢在垃圾桶里并立即洗手。

合理饮食

好好休息，保证充足的蛋白质摄入，均衡饮食。

保持湿度

流感病毒侵入口鼻后，会在呼吸道和肺部繁殖。当空气干燥时，气道黏膜的防御功能恶化，容易引发感染。因此环境保持在适宜的湿度有利于预防流感。

流感病毒最不喜欢的室内环境是 22℃左右、50% 以上的湿度，可以使用加湿器等来改善房间的环境。

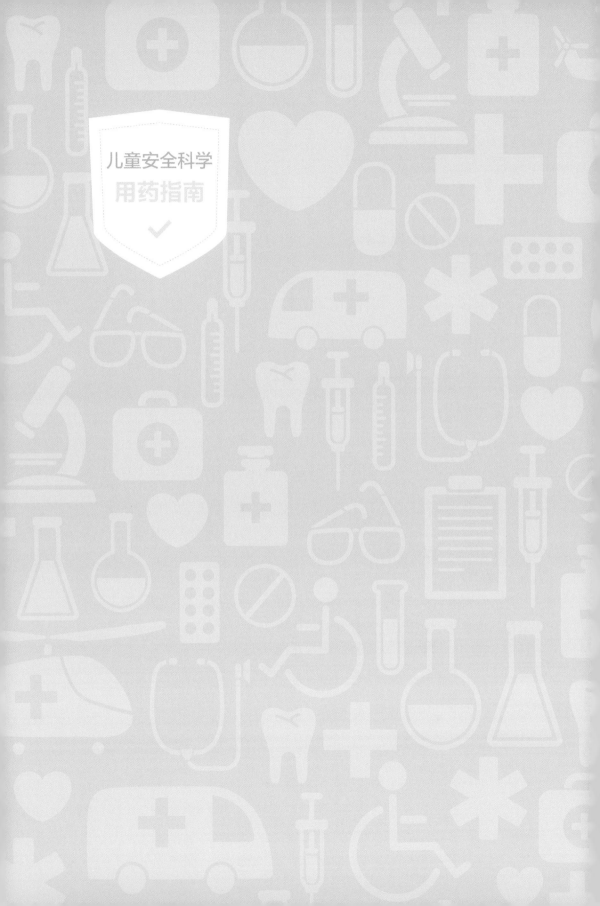

儿童安全科学
用药指南

第五章

鼻塞、流鼻涕
怎么用药

引起鼻塞、流鼻涕的原因有很多，治疗时需要考虑具体病因"因病施药"。比如，如果是普通感冒引起的鼻塞、流鼻涕，一般不需要用药，一周左右随着感冒自愈，症状也就好转或消失了。常见需要用药的情况有3类，包括：过敏性鼻炎、腺样体肥大、鼻窦炎。接下来，我们就围绕这3类疾病的用药来介绍。

为什么会鼻塞、流鼻涕

感冒有可能导致鼻塞、流鼻涕，这种情况一般不需要用药，随着感冒自愈，症状也会好转、消失。而过敏性鼻炎、腺样体肥大、鼻窦炎引起的鼻炎则需要用药治疗或预防。

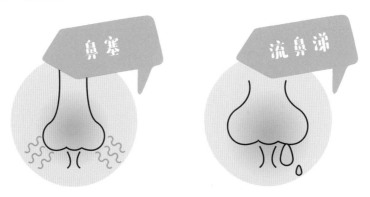

过敏性鼻炎

过敏性鼻炎通常表现症状有：打喷嚏、流鼻涕、鼻子痒、鼻塞等。可能是其中一种，也可能几种症状同时发生，而且往往半个月以上都不见好转，或者每周都有那么几天出现这些症状，那么基本可以判断为过敏性鼻炎，建议去医院进行检查。

腺样体肥大

腺样体肥大表现最明显的症状是鼻塞。肿大的腺样体会阻塞鼻道，影响鼻腔通气，导致孩子夜里睡觉时经常张口呼吸、小小年纪就开始打呼噜、睡不安稳、满床翻腾，仰睡时症状更明显，严重时还会出现睡眠呼吸障碍，睡眠时缺氧等风险。

鼻窦炎

鼻窦炎由鼻腔和鼻窦黏膜感染后引起，如果持续鼻塞、流鼻涕的症状超过 10 天以上不见好转，或者鼻子里总有黄色的黏脓鼻涕擤出、有时还有臭味，时间长了，还可能影响嗅觉。或者伴随头疼，感到面颊深部由内到外的疼痛，就说明可能患鼻窦炎了。

过敏性鼻炎常用药物

过敏性鼻炎的常用药物有 3 类，包括：激素鼻喷剂、抗组胺鼻喷剂以及口服抗过敏药物。糠酸莫米松鼻喷剂激素含量较低，3 岁及以上的孩子可以使用。

第一种是激素鼻喷剂

激素鼻喷剂也就是鼻用糖皮质激素，比如糠酸莫米松鼻喷剂、丙酸氟替卡松鼻喷剂、布地奈德鼻喷剂、曲安奈德鼻喷剂等，这些药物可以减轻过敏反应引起的鼻黏膜水肿和渗出，缓解鼻塞、流鼻涕的症状。同时，这些药物也都是处方药，使用时需要遵医嘱执行。

糠酸莫米松鼻喷剂属于中等强度以下的局部激素，与口服激素相比较，激素含量低，大约是口服激素的 1%，作用强度小，局部使用效果明显，儿童用药的安全性较好，3 岁及以上的孩子可以使用。

使用时，每天 1 次，每次分别在左右鼻孔各喷一次。根据孩子病情可以使用 2~4 周或者更长时间，具体用多久，还要咨询医生。

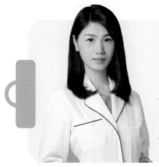

糠酸莫米松鼻喷剂激素含量较低，3 岁及以上的孩子可以使用。

药师爱心提示

鼻腔局部用药是治疗过敏性鼻炎、腺样体肥大、鼻窦炎及鼻术后最常用的一种给药方式。这种给药方式直达患处，能使药液分布均匀，剂量容易控制，起效时间快，作用明显，不良反应小。

第二种是抗组胺鼻喷剂

抗组胺鼻喷剂如左卡巴斯汀鼻喷剂、酮替芬鼻喷雾剂等，可以缓解打喷嚏、流鼻涕、鼻子痒等症状，但是对缓解鼻塞症状效果有限。

左卡巴斯汀鼻喷剂属于非激素药物，1岁以上的孩子可以使用。使用时，每天4次，早上、白天、晚上、睡觉前各1次。抗组胺药物使用后，往往会有苦味，用药体验比较差，与激素鼻喷剂相比，作用效果也要弱一些，需要的时候，可以作为辅助药物使用。

如果孩子鼻塞症状比较严重，临床上有时还会使用鼻用减充血剂，比如赛洛唑啉、羟甲唑啉等。这类药物可以迅速收缩鼻血管，改善鼻塞症状。但是，减充血药物副作用相对比较大，容易刺激鼻黏膜，不能过多使用，也不能长时间使用，一般在医生指导下使用不超过1周，症状缓解后及时停药。

减充血药物副作用相对较大，不能过量使用，一般使用不超过1周。

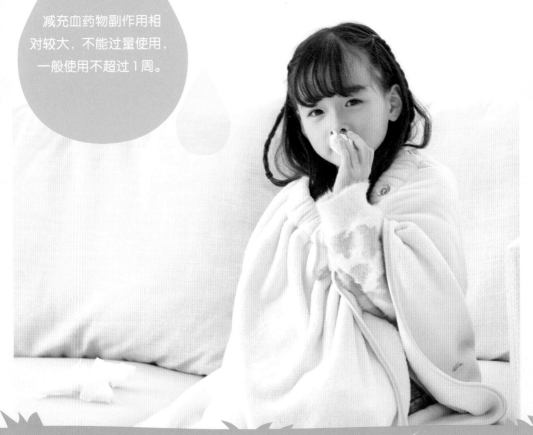

第三种是口服抗过敏药物

还有一些口服抗过敏药物，比如氯雷他定、西替利嗪、孟鲁司特等。

▶ 氯雷他定说明书上标明 12 个月以上的孩子就可以用了，体重 30 千克以下的儿童每天服用 1 次，每次不超过 5 毫克；体重 30 千克以上或者成人每天 1 片，也就是 10 毫克。

▶ 西替利嗪滴剂说明书上标明 6 个月以上的孩子可以使用，半岁到 6 岁的孩子每天最多 5 毫克，6 岁以上每天可以用到 10 毫克。

▶ 孟鲁司特一般 6 个月以上的孩子可以使用。6 个月到 6 岁的孩子每次 4 毫克，6~14 岁的孩子每次 5 毫克，14 岁以上或者成人每次是 10 毫克，每晚睡前吃 1 次。

这些口服药物是否需要与鼻喷药物同时使用，还要在临床医生评估孩子实际情况后，给出具体治疗方案。

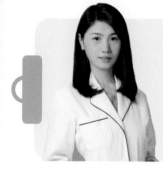

药师爱心提示

对于过敏性鼻炎，中重度过敏性鼻炎患儿，孟鲁司特钠可作为联合用药，特别是与鼻用糖皮质激素一起使用。一部分并发哮喘的患儿可受益于此药。一般会治疗 2~4 周，然后观察治疗效果再进行临床评估，决定后续方案。

孩子鼻塞、流鼻涕，需要用药的常见病因有过敏性鼻炎、腺样体肥大、鼻窦炎。治疗时，常用药物有糖皮质激素鼻喷剂、抗组胺鼻喷剂、口服抗过敏药，特殊情况下可能用到抗菌药物、鼻用减充血剂。这些药物的使用，需要区别病因，在医生指导下进行。

鼻腔喷剂使用小技巧

掌握一些使用鼻喷药物的小技巧，有利于更好地发挥药效。

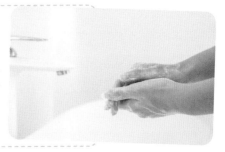

准备用药前，家长需要先洗干净双手，可以先用鼻腔冲洗剂清理鼻腔，生理海盐水是常用的鼻腔冲洗剂之一，冲洗完鼻腔 5 分钟以后可以再使用治疗性的药物。

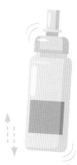

在为宝宝喷药之前，可以把药瓶轻轻摇一摇，使药物更均匀。喷药时，须保证宝宝的头不要后仰，把药瓶的喷嘴深入一侧鼻孔 0.5~1 厘米的位置，喷嘴方向略微偏向鼻腔外侧，不能对着内侧鼻中隔。

准备好以后，一只手按压喷雾器，给一侧鼻孔用药，另一只手按压住宝宝另一侧鼻孔，鼓励宝宝用喷药的鼻孔吸气，用口呼气 2~3 次。完成一侧后，再用同样的方式给另一侧鼻孔用药。

从鼻孔取出喷雾器之前，建议始终按压住喷雾器，避免鼻腔里的黏液和细菌进入药瓶。喷完药物后，继续轻轻地用鼻子吸气 2~3 次，促进药物吸收。

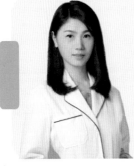

药师爱心提示

儿童出现鼻塞、流鼻涕的症状后，鼻腔局部用药是治疗过敏性鼻炎、腺样体肥大、鼻窦炎及鼻术后最常用的一种给药方式。这种给药方式直达患处，能使药液分布均匀，剂量容易控制，起效时间快，作用明显，而且不采取全身用药，不良反应小，使用比较广泛。

如何避免过敏性鼻炎

　　避免过敏性鼻炎，首先要明确过敏原并远离过敏原，如果无法避免过敏原，可以通过不断接触少剂量的过敏原来刺激机体产生抗体。

　　生活中常见引发过敏性鼻炎的过敏原有花粉、尘螨、霉菌、宠物皮屑等，因此预防过敏性鼻炎也应从这几个方面入手。

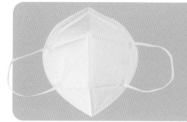

春、秋两季花粉会随风扬得很高，这时就需要减少带患有过敏性鼻炎的儿童去花儿较多的地方，在户外的时候，可以为儿童佩戴专用的防花粉口罩。

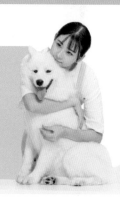

猫、狗等宠物的毛及皮屑也是引发过敏性鼻炎和哮喘的重要因素，容易诱发过敏性鼻炎、过敏性结膜炎、荨麻疹和皮炎等疾病。因此，为了避免发生过敏性疾病，有不满1周岁儿童的家庭，最好不要在室内饲养猫、狗、兔子等宠物。

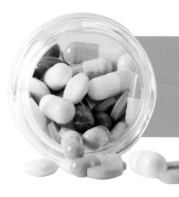

药物的使用可以缓解鼻炎症状，使过敏性鼻炎患者感觉更为舒适，但是长期使用药物干预会使患儿产生耐药性。

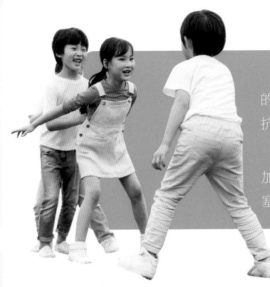

避免过敏性鼻炎，最根本的还是需要患儿提高自身的抵抗力，均衡营养，加强身体锻炼。

运动可以使全身血液循环加快，使过敏性鼻炎导致的鼻塞、流鼻涕等症状得到减轻。

患有过敏性鼻炎的儿童，症状可能会在空调房内有所加重，冷空气可以刺激鼻腔黏膜内末梢神经，引起鼻腔腺体分泌增加，出现流清涕和打喷嚏等症状。夏季使用空调需要定时关掉以开窗通风。空调定期清洗，空调内部结构易聚集大量纤维和污垢，导致螨虫、霉菌等滋生，引发过敏性鼻炎。

如果患儿持续了很长时间的鼻炎症状，并没有接触宠物、花粉等致敏原，那么就可能是因为尘螨导致过敏，尘螨过敏在南方更为多见，日常生活中需要注意勤晒枕头、被子等床品，也可以使用70℃以上的温水烫洗床品，或用除螨仪进行除螨。

腺样体肥大如何治疗

腺样体是位于鼻咽顶后壁的淋巴组织，又称为咽扁桃体，在儿童时期如果腺样体增生肥大会有张口呼吸、睡眠打鼾等症状。

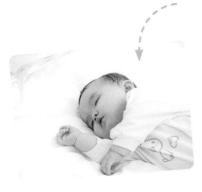

引发腺样体肥大的原因

儿童过敏性鼻炎是引发腺样体肥大的主要原因之一，反过来，腺样体肥大也会使过敏性鼻炎的症状加重，导致炎症迁延不愈。另外，反复的流行性感冒、扁桃体炎、鼻窦炎等也是引起儿童腺样体肥大的重要原因。因此，在治疗腺样体肥大时，需要重视原发疾病的治疗。

对症治疗

通常，胖宝宝腺样体肥大属于生理性的，随着年龄的增长，肥大的现象会逐渐消失。尤其是 4 岁以下的小孩子，腺样体还没有发育完全，就算腺样体肥大确实需要手术干预，一般也要等到 4 周岁以后才能做。

根据原发病症的不同，治疗腺样体肥大常常也会用到鼻用糖皮质激素、口服抗过敏药物等，具体的使用情况需要在医生指导下进行。

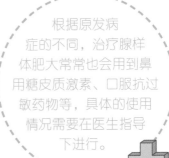

腺样体肥大不仅会导致睡眠呼吸障碍，还会影响面骨的发育，造成心理创伤等。如果腺样体堵塞气道明显，或者严重影响孩子日常生活，经耳鼻喉科医生评估后，有可能选择手术治疗。

照顾患有腺样体肥大的孩子，需要特别注意日常膳食的营养摄入，预防感冒、经常运动，提高身体的免疫力。

鼻窦炎如何用药

鼻窦炎是由病毒、细菌或真菌引起的鼻窦感染，是一种常见的疾病，儿童是急性鼻窦炎的高发人群。患儿会有持续鼻塞、流鼻涕以及头痛的症状，时间久了还可能影响嗅觉，严重影响患儿的健康和日常生活。

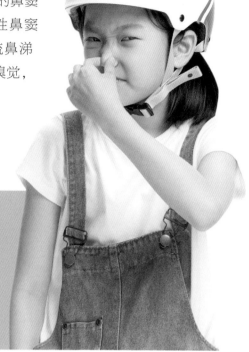

临床上，鼻部的不适症状如果持续 10 天以上，并且在 12 周内完全缓解的症状属于急性鼻窦炎；如果 12 周内症状不能完全缓解，甚至加重，则为慢性鼻窦炎。

无论是急性还是慢性鼻窦炎，采用鼻用糖皮质激素治疗依然是首选。

急性鼻炎、鼻窦炎

使用 2~4 周，症状控制后继续用药 2 周

慢性鼻炎、鼻窦炎

建议使用 8~12 周，症状控制不够理想的情况下，可以继续使用 2~4 周

此外，患有急性鼻窦炎期间，医生还会根据情况选择抗菌药物治疗。可以给孩子选择的抗菌药物有：

1. 青霉素类，比如阿莫西林克拉维酸。

2. 头孢菌素，比如二代头孢菌素头孢克洛。

3. 大环内酯类药物，比如阿奇霉素。

需要时，使用其中的一种就可以了，临床症状控制后继续使用 1~2 周时间。

用生理盐水或者"海盐水"清洗鼻子，基本上适合所有类型的鼻炎、鼻窦炎、腺样体肥大等疾病。盐水洗鼻是一种物理治疗，可以清理局部脓液、改善鼻部微环境，缓解症状。同时，清洗鼻腔后，鼻黏膜更干净，局部用药时，药物接触吸收效果也更好。

市场上还有一种当下较流行的舒缓鼻腔的产品，叫通鼻膏。其主要成分是桉树精油和松针精油，作用原理是通过强烈的薄荷味刺激患者大脑，给人畅通呼吸的感受，并不能真正地解决鼻塞的问题。除此之外，通鼻膏作用于儿童还有安全隐患，因此，不推荐使用。

除非鼻分泌物呈脓性，否则慢性鼻炎、鼻窦炎一般不使用抗菌药物治疗。抗菌药物需要遵医嘱使用，不建议家长随意给孩子使用。

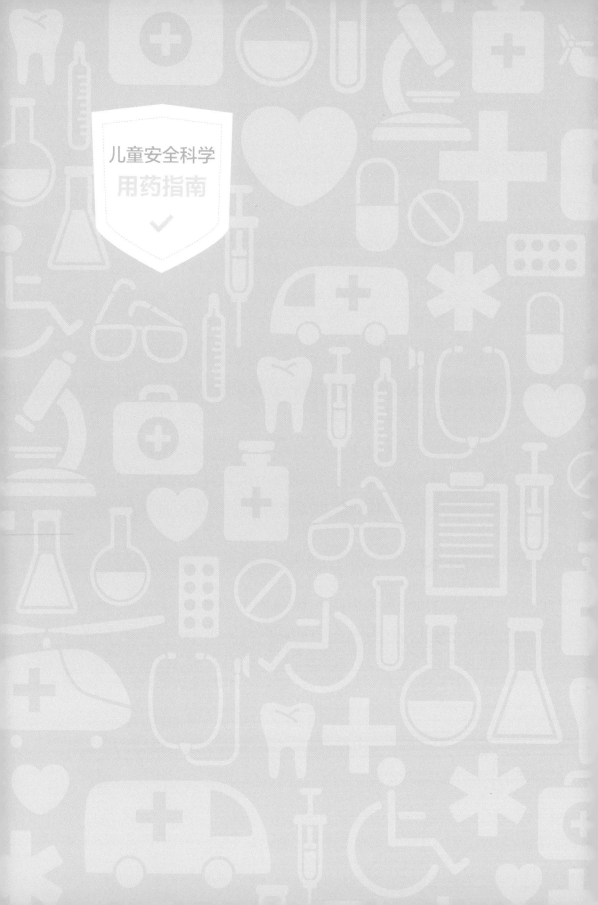

儿童安全科学
用药指南
✓

第六章

宝宝有痰
怎么用药

小孩咳嗽有痰的原因很多，支气管炎、肺炎、支气管哮喘等均有可能。治疗需明确诊断，对症处理。一般 1 岁以下的宝宝不需要用祛痰药，1~2 岁宝宝的咳嗽反射还不成熟，用药需慎重。2 岁以上的儿童可以适当地使用祛痰药。

宝宝为什么会有痰

一提到有痰，家长的印象往往都是痰液很脏，孩子生病了才会有。其实，正常人支气管黏膜也会分泌少量的痰液，起到保持呼吸道湿润的作用。

常见的引起痰液增加的原因

只有当我们受到某些病菌侵袭或者外部刺激时，痰液的分泌量才会大大增加，性状发生改变，比如变得更黏稠，或者颜色变得发黄。

宝宝痰液增加的主要症状

包括：呼吸有杂音、吃奶不顺、呼吸急促、胸廓起伏较大以及咳嗽等。

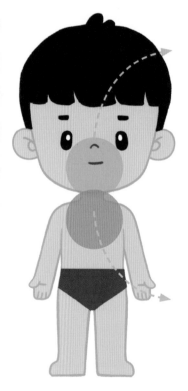

上呼吸道感染：如鼻炎、鼻窦炎、咽喉炎

鼻咽炎导致痰液增加的原因，一般是由于呼吸道局部的炎症，产生大量的代谢废物和死亡细胞，通过痰的形式排出。

感冒时的痰液一般是白色，且痰液量不会明显增多。当出现痰液增多、颜色变深、痰中带血或其他异物时，要及时带宝宝去医院。

下呼吸道感染：如支气管炎、肺炎

肺炎和支气管炎是由各种因素导致的肺部及支气管炎症性的病变，咳痰是由于这种炎症性病变造成分泌物增加而导致，是肺炎和支气管炎最常见的症状之一。

宝宝用祛痰药的原则

当宝宝痰液大量增加、痰液黏度过高时，痰液中夹杂的大量水分、黏性蛋白、病菌、脱落细胞等，可能会加重呼吸道感染，也容易引起呼吸不畅，这时候就需要想办法帮助宝宝清除痰液了。

▶ 一方面，宝宝可能会因此出现咳嗽，痰液被咳出，有痰的症状也就缓解了，这是人体的自我保护机制。

▶ 另一方面，可以考虑在医生指导下使用祛痰药。

所谓祛痰药，并不是让痰液凭空消失，而是通过药物作用，增加痰液腺体分泌物的排出量，降低痰液的黏稠度，使痰液更加容易被咳出，最终同样还是需要通过咳嗽来排出痰液。

祛痰，最重要的是通过咳嗽排出痰液，所以不推荐同时使用镇咳药。

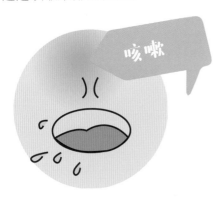
咳嗽

如果是呼吸道内积痰，如急、慢性支气管炎、支气管扩张症、肺炎等有痰液黏稠，甚至形成痰栓阻塞气道的情况，可通过祛痰药的帮助，起到间接镇咳、平喘作用，有利于控制继发感染。

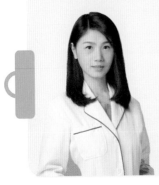

药师爱心提示

1 岁以下的小婴儿还不会咳痰，不能使用祛痰药。祛痰药会引起痰液腺体分泌物增多，如果不能通过咳嗽排出，容易堵塞呼吸道造成缺氧，甚至窒息等更严重的问题。

1~2 岁的宝宝咳嗽反射还不一定成熟，一定要在医生指导下慎重使用祛痰药。

几种常见的祛痰药

2岁以上的宝宝可以主动咳嗽、咳痰了。如果有痰的症状比较明显，比如痰液黏稠不易咳出，嗓子里有明显"呼噜呼噜"的痰音等，就可以考虑给宝宝使用祛痰药了。

祛痰药可以增加分泌物的排出量、降低分泌物黏稠度以及增强纤毛的清除功能。以下介绍几种儿童常用的药物。

第一类 恶心祛痰药，其实很贴心——稀释痰液

有部分药物的作用主要是稀释痰液，如含有氯化铵、愈创木酚甘油醚等，其祛痰原理是通过刺激呼吸道，使分泌物增多，从而稀释痰液，起到让痰液更容易咳出的作用。稀释痰液的药物发挥作用分三步：

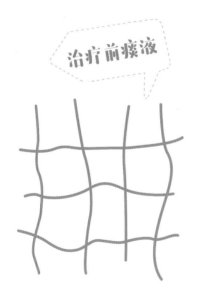

治疗前痰液

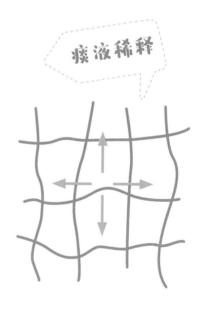

痰液稀释

▶ 1. 刺激胃黏膜迷走神经末梢。

▶ 2. 觉得有轻度恶心了。

▶ 3. 反射性地致使气管、支气管腺体分泌增加，使痰变稀、黏度下降，更易于咳出。

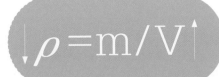

痰液稀释原理，我们可以通过密度公式帮助理解，痰液看作分母，体积变大，黏度就会变小。

$$\rho = m/V$$

代表药物：氯化铵

氯化铵多用于急慢性呼吸道炎症痰黏稠不易咳出者。每日 40~60 毫克 / 千克体重，分 4 次口服给药，饭后服用。2 岁以下须遵医嘱。消化性溃疡患儿及肝、肾功能不全者慎用。儿童棕铵口服液含有氯化铵。

这类祛痰药还有愈创木酚甘油醚，发挥作用的过程与氯化铵类似，并有一定的支气管舒张作用，达到增强痰液排出的效果，用于慢性气管炎的多痰咳嗽。

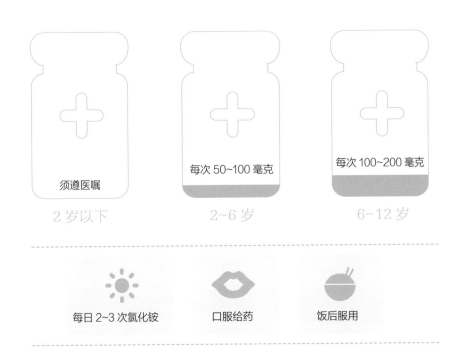

须遵医嘱　　　　每次 50~100 毫克　　　　每次 100~200 毫克

2 岁以下　　　　2~6 岁　　　　6~12 岁

每日 2~3 次氯化铵　　　口服给药　　　饭后服用

第二类 拿什么祛除你，我的黏痰——溶解痰液

气管、支气管腺体及杯状细胞会分泌黏性蛋白，这些黏性蛋白所构成的凝胶网，是产生浓痰的罪魁祸首。

黏性蛋白之间需要"胶水"固定，这种"胶水"就是二硫键。想想你烫头发的过程，就是把这个二硫键打开。N-乙酰半胱氨酸就是黏液溶解药，含有活性巯基（—SH），可以打断黏蛋白肽链的双硫键（—S—S—键），使黏蛋白分解，痰液黏度降低容易咳出，从而改善症状。

痰液溶解原理

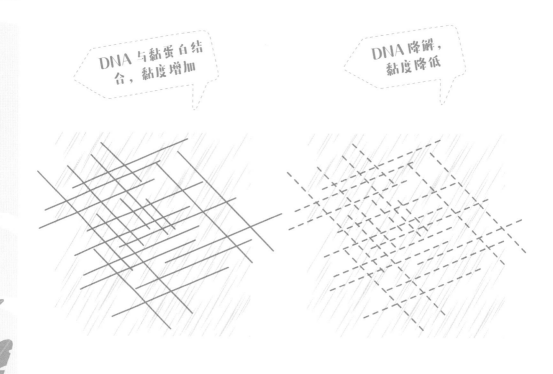

DNA与黏蛋白结合，黏度增加

DNA降解，黏度降低

此外，我们试着给痰液装上一根叫"黏度"的进度条；呼吸道感染时，大量炎症细胞破坏，释放出的DNA与黏蛋白结合形成网格结构，进度条就会呼呼涨，形成脓性痰。因此，降解痰液中的DNA方能溶解脓性痰。

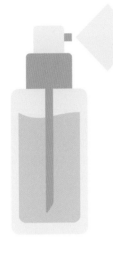

N-乙酰半胱氨酸主要用于大量黏痰阻塞引起的呼吸困难，如急慢性支气管炎、支气管扩张、肺结核、肺炎、肺水肿以及手术等引起的痰液黏稠、咳痰困难。

乙酰半胱氨酸有多种剂型，儿童可以选择泡腾片或者颗粒冲水喝，有时候还会使用雾化溶液。

如果是乙酰半胱氨酸（颗粒）冲剂，儿童用量是1天2次，1次100毫克。

使用后，极少数情况下可能出现恶心、呕吐、皮疹等不良反应。饭后服用可以减轻不良反应。

如果将乙酰半胱氨酸（溶液）以雾化方式给药，每天可以雾化1~2次，每次3毫升，儿童和成人的用量是一样的。

还有一种药物羧甲司坦，作用机制与N-乙酰半胱氨酸相似，还可以降低痰液的黏滞性，易于咳出。起效快，口服4小时后可见明显疗效。

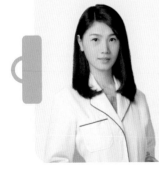

药师爱心提示

需要注意的是，乙酰半胱氨酸溶液中含有硫化氢的臭味，很像臭鸡蛋的味道，有的宝宝会出现恶心、呕吐、流鼻涕等不舒服的表现，选择时需要更慎重一些。特别是哮喘病患者，容易被这种异味刺激，引起支气管痉挛，出现哮喘急性发作。所以一般情况下，不建议哮喘患者使用这种祛痰药物。

第三类 让痰液走得更快些——调节痰液

溴己新

代表药物：溴己新，可促进溶酶体释出，使黏液中的黏多糖解聚，降低黏液的黏稠度；使气管、支气管的流变学特性恢复正常，黏痰减少，痰液稀释易于咳出；更有意思的是：还能促进呼吸道黏膜的纤毛运动。

能够更快地把痰液清走，疾病自然也好得更快。

溴己新主要用于肺或支气管慢性疾病有黏痰又不易咳出的患儿。溴己新的儿童常规剂量：

服用溴己新的同时，应避免服用其他强效镇咳药。

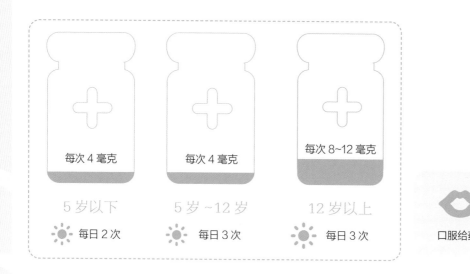

每次 4 毫克	每次 4 毫克	每次 8~12 毫克
5 岁以下	5 岁~12 岁	12 岁以上
☀ 每日 2 次	☀ 每日 3 次	☀ 每日 3 次

口服给药

药品知识链接

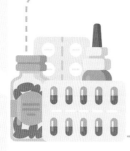

氨溴索的主要作用是使痰液中的酸性糖蛋白纤维断裂，抑制糖蛋白合成而降低痰黏度，像葫芦娃中三娃徒手切断大刀一样，把酸性糖蛋白纤维打断。还可以减少黏液腺分泌；促进肺表面活性物质分泌，降低痰液对纤毛的黏着力，使痰液易于咳出。

盐酸氨溴索口服溶液

盐酸氨溴索口服溶液的安全性比较好，只有在少数时候可能导致轻度的胃肠不适或者皮肤出疹。选择在宝宝吃饭后服用可以缓解胃肠不适，需要根据宝宝的年龄来确定使用剂量。

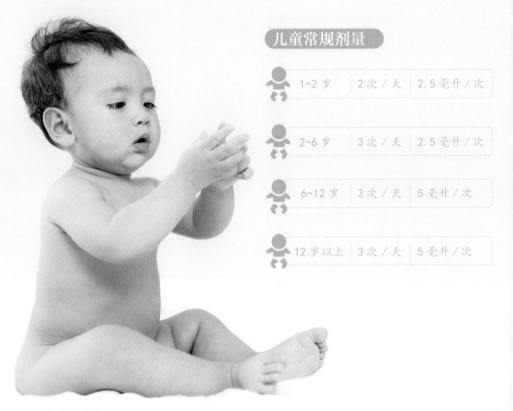

儿童常规剂量

1~2 岁	2 次 / 天	2.5 毫升 / 次
2~6 岁	3 次 / 天	2.5 毫升 / 次
6~12 岁	3 次 / 天	5 毫升 / 次
12 岁以上	3 次 / 天	5 毫升 / 次

复方制剂

氨溴特罗口服液是盐酸氨溴索和克伦特罗的合剂。其中，克伦特罗是支气管扩张剂，可缓解哮喘症状，服用过量容易导致心悸、手抖、兴奋、失眠等不良反应。如果孩子在痰多的同时合并有哮鸣音，可以使用这种药物。

另外，有的祛痰药还会和其他类别药物组成复方制剂。比如，溴己新可以和抗菌药物头孢克洛组成克洛己新；愈创甘油醚可以和右美沙芬组成复方感冒药。使用时，都最好先咨询医生，看宝宝的症状是否同时需要所有的成分。

多一种药物成分，就要多面临一种药物副作用的风险。

使用祛痰药，你需要了解这些

无论医生给宝宝选择的是哪种祛痰药物，家长给孩子用药时都需要注意以下问题。

第一，不推荐同时使用镇咳药

宝宝有痰和咳嗽两种症状经常同时存在，痰多可能引起咳嗽，咳嗽也可以帮助排痰。镇咳药会抑制咳嗽中枢，使得痰液无法排出，影响呼吸道畅通，甚至会有窒息风险。所以，如果宝宝有痰，特别是还吃了祛痰药的时候，一定不要使用镇咳药。

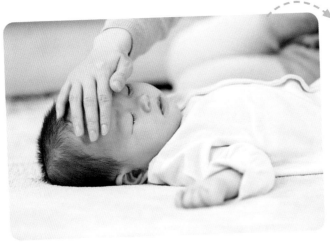

如何辨别镇咳药

家长可以阅读药盒上的说明，比如可待因、右美沙芬、福尔可定、喷托维林、那可丁、苯丙哌林等药物，或者含有这些药物成分的复方制剂。用药时注意规避一下。

第二，痰液减少、病情好转后，及时停用祛痰药

有的家长反映说："孩子的病情基本好转了，可偶尔还是觉得有痰，所以一直给宝宝吃着祛痰药，这可以吗？"

其实，回顾祛痰药的原理就能找到原因了。很多祛痰药物都是通过刺激呼吸道产生更多分泌物，从而稀释痰液，起到让痰液更容易咳出的作用。这里家长提到的偶尔有痰总也消不掉，可能就是药物刺激增加了分泌物引起的，可以试着停掉祛痰药，症状可能就没有了。

宝宝有痰的家庭护理方法

除了祛痰药物的使用，生活上还有一些护理方法，大家可以学习掌握。

首先，保持空气湿润，尤其是北方的冬季，供暖后室内空气干燥，可以在卧室里放置加湿器，维持湿度在50%~60%比较合适。鼓励宝宝少量多次地饮水，及时补充体液，这样利于痰液稀释，更容易咳出。同时，保证呼吸道通畅，躺卧时可以多变换体位，利于痰液的排出，及时清除分泌物。

其次，如果宝宝是过敏体质，需要注意避免花粉、尘螨、动物皮毛、冷空气、异味等刺激。气道过敏，比如过敏性咳嗽的宝宝，也可能引起少量白痰，单纯过敏刺激引起的有痰，一般有痰症状不严重，也不需要使用祛痰药，积极进行抗过敏治疗就行了。

再次，如果宝宝在过敏的同时伴有感冒，过敏可能会加重感冒有痰的症状，不利于宝宝病情的恢复，医生往往也会同时进行祛痰治疗。

最后，如果宝宝还有过敏性鼻炎引起的鼻塞、流鼻涕等问题，可以使用生理盐水或者"海盐水"清洗鼻腔，清理局部脓液、改善鼻部微环境，减少鼻涕从鼻后倒流到咽喉的机会，也可以帮助缓解痰多的症状。

第七章

支气管炎
肺炎

支气管炎主要是由病毒感染所引起的，一般不会使用抗菌药物，针对症状干预就可以了。肺炎主要是细菌、支原体和病毒等一种或多种感染引起的，需要医生综合考虑后给出治疗建议，同时考虑针对症状进行化痰、退热、平喘治疗。

支气管炎和肺炎的症状

当宝宝患支气管炎、肺炎时，容易出现不同程度的呼吸困难。表现为喘气时会发出拉风箱一样的声音或者呼噜声。医生用听诊器可以听到"喘鸣音"或者"哮鸣音"。这时候，你可以观察宝宝的呼吸状态，初步判断病情。

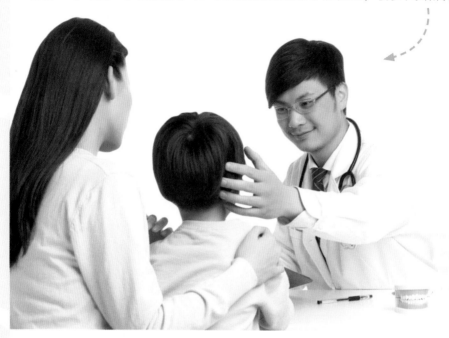

宝宝出现这些症状，就要警惕患支气管炎或者肺炎了。

- 宝宝呼吸明显增快，呼吸频率可达到每分钟 60~80 次，甚至更高。

- 听上去"呼哧呼哧"的，鼻子"呼扇呼扇"的，鼻子两侧随着呼吸有节奏地翕动。

- 宝宝呼吸时，锁骨窝、胸骨窝和肋骨间隙处，会随着用力呼吸出现凹陷。

- 你可能还会发现宝宝的嘴唇周围、鼻子根部发紫。

- 宝宝可能会出现发烧、有痰、流鼻涕等类似感冒的症状。

当宝宝有憋喘严重、呼吸困难等症状时，需要警惕患支气管炎或者肺炎。

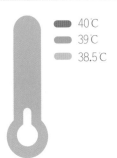

40℃
39℃
38.5℃

有的宝宝还会出现嗓子疼、头疼、不想吃东西、全身乏力等表现。相对而言，如果宝宝患的是支气管炎，发烧时，一般腋窝温度不超过 38.5℃，症状5~7 天可以减轻好转；如果宝宝患的是肺炎，可能会烧到 39~40℃，症状可能持续更长时间，有的会达到 2~3 周。

当宝宝出现这些症状时，需要及时到医院就诊。

医生会通过检查血常规、血 C 反应蛋白、血支原体抗体检测、胸部 X 射线等，进一步判断宝宝的病情，寻找发病原因。比如，感染到什么程度了？是支气管炎还是肺炎？怀疑是细菌、支原体还是病毒感染引起的？明确诊断后，才能给出对应的治疗方案。

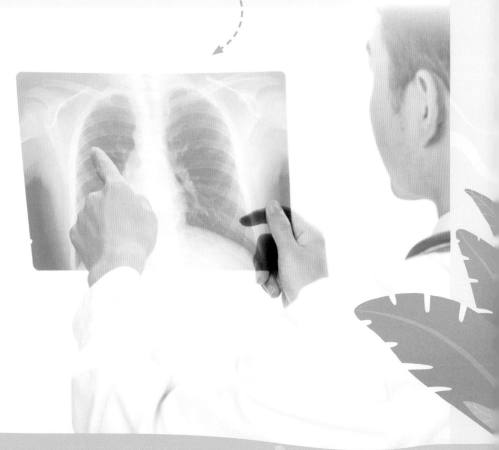

支气管炎如何治疗

大部分支气管炎都是由病毒感染引起的，包括流感病毒、副流感病毒、腺病毒、鼻病毒等。儿童支气管肺炎是支气管壁和肺泡同时有炎症的一种肺炎，在儿童时期非常常见。

单纯病毒感染引起的支气管炎，和普通感冒一样，大多属于自限性疾病，除了明确诊断的流感病毒感染可以使用奥司他韦，其他情况除少数重症患者，一般都不需要使用抗病毒药物，更不需要使用抗菌药物。治疗时往往都是对症治疗，比如，发烧时可以考虑用退烧药，喘息时可以考虑雾化治疗。

如果宝宝患支气管炎合并了细菌感染，就需要遵医嘱，考虑使用抗菌药物类药物了。比如使用阿莫西林克拉维酸钾，可以较广泛地杀灭引起支气管炎的细菌。头孢类抗菌药物也常被选择，包括头孢克洛、头孢呋辛、头孢地尼、头孢丙烯、头孢泊肟等。

无论如何，宝宝是否合并感染细菌，是否应该选择抗菌药物，选择哪种抗菌药物，都需要在医生诊断后遵医嘱执行。

肺炎的治疗

常见引起宝宝肺炎的原因有很多，感染的病原不一样，治疗用药也不同。比如肺炎链球菌感染，或者肺炎支原体感染，可以考虑使用抗菌药物。而呼吸道病毒感染则不需要使用抗菌药物。这里，我简单介绍一下肺炎链球菌肺炎和肺炎支原体肺炎在选择和使用抗菌药物时的区别。

如果是肺炎链球菌感染引起的肺炎，常用的有阿莫西林或者第一、二代头孢，这类抗菌药物只针对细菌感染有效。根据宝宝的疾病严重程度，可以选择口服、注射或者输液治疗。一般门诊疗程是 5~7 天，住院或者输液可能需要 7~10 天。

抗菌药物使用时，需要注意三点

▶ 1. 根据说明书，用药前要进行皮肤试验。这类药物容易出现过敏反应，轻的可能出皮疹，严重的可能导致过敏性休克。

▶ 2. 这类药物一般 1 天服药 2~3 次，家长给宝宝喂药时，尽量把时间间隔开，比如每天用药 2 次，需要间隔 12 小时左右；每天用药 3 次，需要间隔 8 小时左右。

▶ 3. 用药剂量、次数、疗程，要严格听从医生的医嘱。

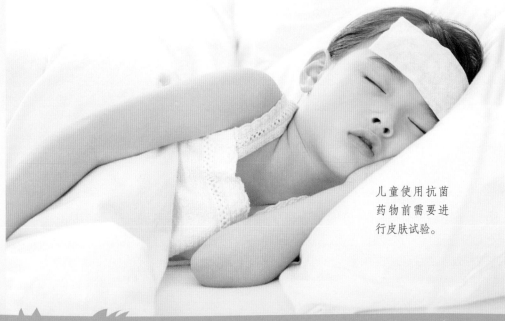

儿童使用抗菌药物前需要进行皮肤试验。

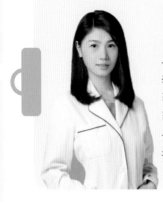
与肺炎链球菌感染不同，如果怀疑或者明确诊断"肺炎支原体感染"，医生通常会考虑大环内酯类抗菌药物，比如大家熟悉的阿奇霉素、环酯红霉素还有克拉霉素。这一类抗菌药物的特点是，它们对支原体感染非常有效，对一部分细菌感染也有效。使用时，同样需要根据病情严重程度选择口服、注射或者输液给药。

药品知识链接

下面我们就以口服阿奇霉素为例，介绍一下使用方法。

口服阿奇霉素一般有两种吃法，都需要根据宝宝体重计算药物使用量。

一种给药方式是3日疗法，每次口服10毫克/千克体重，每天1次，连吃3天。

另一种给药方式是5日疗法，第1天口服10毫克/千克体重，第2天到第5天吃5毫克/千克体重。中到重症病情，可以再重复1个疗程。

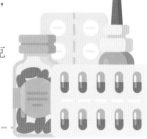

说到这儿，有的家长可能会有这样的疑惑：宝宝上次得肺炎时，医生开的是头孢，这次怎么又用阿奇霉素了呢？这两种药到底哪个效果更好？其实选择抗菌药物的时候，不是要用所谓好的抗菌药物，而是选择对的抗菌药物，针对不同病菌，尽可能精准用药。这是一个技术活，需要专业的医生来决定。

对症治疗

无论是肺炎链球菌感染还是肺炎支原体感染引起的肺炎，除了考虑使用不同的抗菌药物，也会结合宝宝的症状，对症用药，也就是祛痰、退热和平喘。

第一类，祛痰药

清除痰液以及痰液中的各种有害物质，可以帮助肺炎好转，避免痰液堆积加重肺部感染。祛痰药可以稀释痰液，降低痰液黏稠度，让痰液更容易通过咳嗽被清除。

儿童常用的祛痰药有乙酰半胱氨酸、氨溴索、愈创甘油醚等。药物的安全性很好，只是需要注意：1 岁以下的孩子不能使用，1~2 岁的孩子需要在医生指导下慎重使用。

这是因为祛痰药在稀释痰液的同时，也会增加分泌量，小婴儿的咳嗽反射还不成熟，不能通过咳嗽清除痰液，可能出现痰液堵塞呼吸道造成窒息。2 岁以上的孩子，具备咳痰能力后，使用就比较安全了。

不建议给宝宝使用镇咳药，镇咳药会抑制咳嗽中枢，导致痰液咳不出来。

第二类，退烧药

推荐儿童使用的退烧药是对乙酰氨基酚和布洛芬，宝宝腋窝温度超过38.5℃，或者发烧的同时伴随明显的精神状态不好，体温有明显上升趋势，可以考虑使用。

第三类，平喘药

对于宝宝而言，常用的还是雾化药物。

一种是雾化用支气管舒张剂，比如沙丁胺醇、特布他林和异丙托溴铵，这类药物可以舒张支气管平滑肌，缓解气道痉挛。

还有一种是雾化用糖皮质激素，比如布地奈德和丙酸倍氯米松，当肺里有哮鸣音或者有哮喘、急性喉炎时，常常会使用这类药物。

雾化药物很多都是处方药，需要在医生指导下选择和使用。

有什么增强儿童免疫力的药物

如果你问我在儿科门诊遇到的咨询率最高的药是什么？我会脱口而出："提高免疫力"的药！

"药师，孩子总是感冒，是不是免疫力弱了啊，有没有推荐的药，补一下，提高免疫力。"

"孩子总是过敏，有人说是免疫力低了，我买了不少提高免疫力的药物，药师，能不能吃呀？"

通俗来讲，免疫力就是身体对抗细菌和病毒的能力。当有害微生物入侵的时候，增强免疫力有利于身体抵抗感染；但是，对于某些疾病，比如过敏反应等，免疫系统是针对自己进行攻击的，这时候增强免疫力，反而会加重病情。

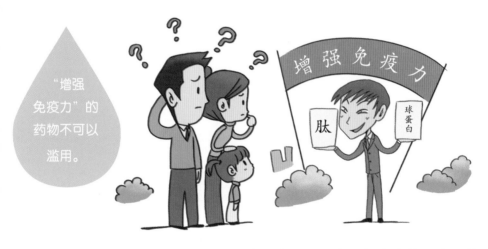

通过大量的检测发现，即便是很容易患感冒、疱疹等疾病的儿童，他们的免疫系统仍然没有任何问题。只有经历过器官移植、核辐射等，人的免疫细胞才会有损伤。我们大部分的健康人是不会免疫功能低下的，没有必要吃所谓"提高免疫力"的药品和保健品。

免疫系统最需要的就是足够的营养和休息，总是用药物刺激，反而会白白消耗免疫系统的细胞和能量。临床上可能用到的"增强免疫力"的药物，使用都有严格的适应证，需要在专业人员的监护下使用。市场上增强免疫力的药不仅与保健无关，也不是 OTC（非处方药），我们不可以滥用如免疫球蛋白、胸腺肽之类的药物，不仅白白浪费金钱，而且有害无益。

一款"好药"，别人能用，你能用吗

当有人推荐一款药物给你，说"你家孩子生病情况和我们家差不多。我们上次开了某种药，挺好用，你也用用呗！"这时，你要打起精神思考了。

常言道"汝之蜜糖，彼之砒霜"，用药是非常个体化的事情。别人使用后可以起到很好的效果，但是换个人用可能就不适合了，轻则延误病情，重则有生命危险。

有一次，一个小朋友被诊断为支气管肺炎。邻居孩子支气管肺炎用阿莫西林有效，邻居便把阿莫西林推荐给小朋友的妈妈。小朋友的妈妈私自把医生开的阿奇霉素换成阿莫西林。孩子吃了一个多星期的药，病情不仅没有好转，还有所加重。

原因是这位小朋友的疾病是由支原体引起，而邻居小朋友是由有细胞壁的细菌引起（比如肺炎链球菌）。阿莫西林通过抑制细菌细胞壁合成发挥药效。但是支原体没有细胞壁，吃阿莫西林并不能治疗支原体病毒引起的疾病。

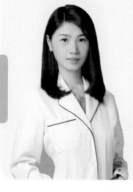

药师爱心提示

不同人之间，疾病情况看似一样，但只要身体整体情况与他人有一点不同，便失之毫厘，谬以千里。用药一定要经过明确诊断，听从医生的建议用药，切不可擅自更换处方药。否则会导致菌群紊乱，出现腹泻，甚至诱发真菌感染，引起各种不良反应。所以，严格遵守医嘱很重要。

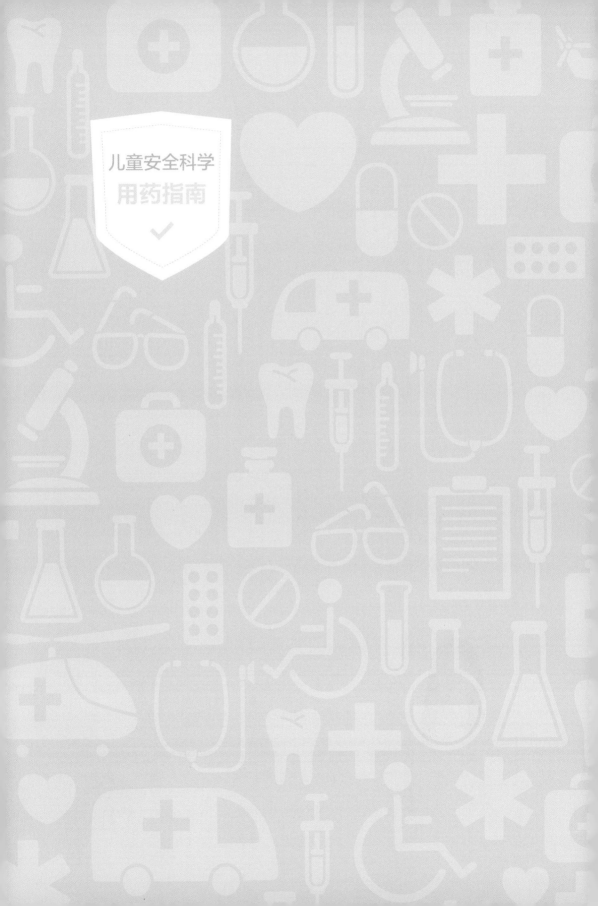

儿童安全科学
用药指南

第八章

宝宝腹泻

宝宝腹泻,预防脱水是首要任务,治疗时可能使用的药物
有口服补液盐、蒙脱石散、益生菌、补锌剂等。不推荐
使用抗病毒药和复方地芬诺酯等止泻药。

腹泻的症状及原因

　　健康的宝宝大便次数和性状因人而异，特别是纯母乳喂养的小婴儿，有的每天大便 2~4 次，有的会达到 7~8 次，大便呈膏状的、金黄色或偶尔略带绿色，一般都是正常的。

如何判断宝宝是否腹泻

判断宝宝是否有腹泻：

1. 需要结合宝宝平时的大便次数、形状，纵向比较。

2. 还需要观察宝宝的精神状态、食欲、有没有发烧等其他表现。

　　一般来讲，宝宝每天大便的次数超过 3 次，或者跟正常情况相比，大便次数增加了 3 次以上，而且大便的性状也发生了改变，变得松散、大便呈稀水样、蛋花汤样，或者有黏液脓血，或者伴随食欲不振、发烧等症状，就可能说明宝宝腹泻了。

判断宝宝是否腹泻，要依据宝宝的大便次数和精神状态而定。

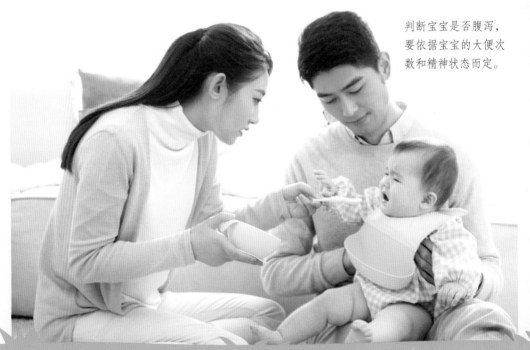

宝宝腹泻的原因

引起宝宝腹泻的原因有很多：

1.喂养不当或气候造成的非感染性因素。宝宝吃的食物品种太多、太杂，或者平时都吃温热的食物，突然吃冰凉的，胃肠受到刺激从而造成了腹泻。

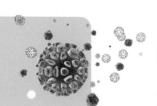

2.病毒、细菌等感染引起的胃肠炎。常见的是轮状病毒、诺如病毒感染，腹泻是身体为了保护自己，对有害微生物所做出的应激反应。

3.宝宝对某些食物过敏，或者对乳糖不耐受，食用后也会引起腹泻。

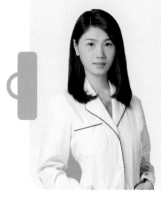

药师爱心提示

1~12岁的儿童如果发生恶心或呕吐，常见的病因是肠胃炎、发烧或中耳炎。1岁以下的小婴儿吐奶往往是由感染或者喂养的一些问题造成的。

儿童当中轮状病毒感染是非常常见的病因。因为病毒检测速度较快，通常会先排查是否是该原因。细菌培养可确诊是哪种细菌引起的腹泻，但培养周期较长，宝宝们往往在结果报告出具前就需要进行治疗。

在婴幼儿感染性腹泻中，病毒性腹泻约占80%，细菌性腹泻约占20%。细菌的生长繁殖受气候的影响比较大，因此，在炎热潮湿的夏天，细菌性腹泻患儿比例有所增加。

针对细菌感染，一般需要进行抗菌药物的抗菌治疗。

孩子腹泻，如何用药

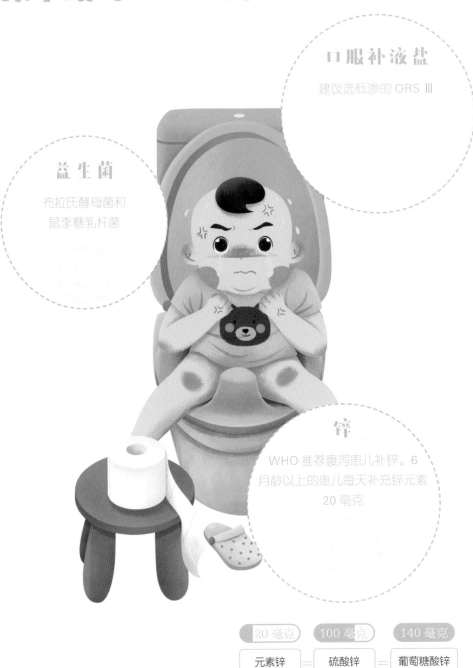

口服补液盐

建议选低渗的 ORS Ⅲ

益生菌

布拉氏酵母菌和
鼠李糖乳杆菌

锌

WHO 推荐腹泻患儿补锌。6
月龄以上的患儿每天补充锌元素
20 毫克

20 毫克	100 毫克	140 毫克
元素锌 =	硫酸锌 =	葡萄糖酸锌

口服补液盐，预防脱水

无论是哪种原因引起的腹泻，预防脱水、及时补充水分是最重要的任务。

如果你发现宝宝腹泻期间出现排尿量减少、皮肤弹性降低、宝宝干哭不流眼泪、眼窝比平时凹陷了等症状，就要引起重视，因为这些症状表明宝宝已经有不同程度的脱水了。

《WHO①腹泻治疗指南》提示：

1. 无脱水患儿，预防脱水，推荐 ORS(口服补液盐)。

2. 轻中度脱水患者，推荐用 ORT （ 口服补液疗法 ） 口服 ORS(口服补液盐)。

3. 重度脱水患者，采用静脉补液。患儿如果能喝下水，也要在静脉补液前、中、后口服一些 ORS(口服补液盐)。

注①：WHO 为世界卫生组织。

如果腹泻没有出现脱水，可以口服补液盐预防；如果已经出现脱水，需要使用口服补液盐治疗。

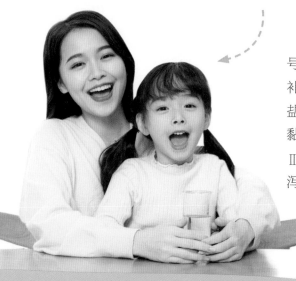

市面上常见的补液盐有 3 种型号，分别是补液盐Ⅰ、补液盐Ⅱ和补液盐Ⅲ。其中，补液盐Ⅰ、补液盐Ⅱ渗透浓度大，可能存在损伤肠黏膜的风险，我们推荐首选补液盐Ⅲ。补液盐Ⅲ能减少呕吐，缩短腹泻时间，减少大便排出量。

补液盐 III 的正确使用方法

补液盐如何使用，以下是我在门诊时经常遇到的家长提出的问题：

Q 补液盐怎么冲配？

用每盒补液盐 III 配备的 250 毫升的量杯，倒入整包粉末，冲入 250 毫升温开水。 **A**

注意：溶解的 250 毫升水不能多也不能少。否则溶液溶度会低或高，影响渗透压。

Q 一袋补液盐太多喝不完，分几次冲泡可以吗？

不建议自行将一袋补液盐拆成几次溶解。否则无法准确剂量，影响溶度。 **A**

Q 孩子不爱喝，可以加点东西吗？

不可以！不要用非白开水以外的液体溶解。糖、果汁、牛奶等会改变渗透压。 **A**

Q 喝不完，能放到第二天继续喝吗？

配好的溶液，可以在 24 小时以内少量多次给予婴幼儿饮用。 **A**

Q 放凉了怎么办？

只能隔水加热，不能再次添加水。 **A**

Q 什么时候用？

从腹泻开始，就给口服足够的液体以预防脱水。在每次稀便后，就可补充补液盐 III 或其他清洁饮用水。 **A**

Q 具体使用量是多少?

A

要根据腹泻时的脱水程度来决定,一般分三种情况。

脱水程度	补液用量	依据
没有脱水,仅腹泻	比如 1 岁的宝宝,一天腹泻 5 次,而且没有出现脱水症状,那他就应该每次喝 100 毫升,一天喝 5 次,共 500 毫升补液盐溶液	依年龄大小和排便次数而定
轻、中度脱水	按 50 毫升 / 千克体重的量服用,4 小时内服完	孩子口唇干、口渴、排尿减少、精神萎靡、眼眶凹陷、哭
重度脱水	需要赶紧送到医院,让医生制定治疗方案	孩子有昏迷、四肢冰冷等症状

先给予补液盐以防脱水

1. 补液首选口服补液盐。

2. 临时可饮用温水、温汤或蔬菜汁,但是不能用饮料、果汁替代,非特殊情况不建议自制补液盐。

轻、中度脱水

补液盐的量应该根据体重计算,50~75 毫升 / 千克体重液体,4 小时内饮用完。

假设体重 10 千克

在前 4 小时需要补充 500~750 毫升的补液盐。

根据患儿不同年龄在每次稀便后服用一定剂量的口服补液盐Ⅲ,直到腹泻停止。

50 毫升	100 毫升	150 毫升	不限
<6 个月	6 个月~2 岁	2 岁~10 岁	>10 岁
每次 50 毫升	每次 100 毫升	每次 150 毫升	多多益善

脱水严重程度分级表

脱水程度	轻度	中度	重度
丢失液体（占体重）	3% ~ 5%	5% ~ 10%	>10%
精神状态	稍差	烦躁、易怒	萎靡、昏迷
皮肤弹性	无明显变化	差	很差（提起皮肤恢复≥2秒）
口唇	微干、口渴	中等干	非常干
前囟、眼眶	微凹	中等凹	明显凹
肢端温度	正常	凉	四肢冷
尿量	偏少	明显少	无尿
脉搏	正常	增快	明显增快
血压	正常	正常或微降	降低或休克

蒙脱石散的用法

蒙脱石散是目前唯一可以用于治疗儿童腹泻的黏膜保护剂。它同时具有改善肠道吸收和分泌的功能，能有效阻止病原微生物的攻击，促进肠道恢复微生态平衡。

从药理上看，蒙脱石散可以起到止泻的作用，可以提高治愈率。但是，盲目止泻可能导致毒素在体内积蓄而加重病情，在全球范围尚有一定争议。

如果在腹泻的初期，或者因为细菌感染引起的腹泻，应该慎重使用。如果是病毒感染或者其他非感染因素引起的腹泻，症状还比较明显的情况，可以考虑使用。

药品知识链接

蒙脱石散的使用方法：使用时，将一袋蒙脱石散倒入 50 毫升的温开水中，或者半袋倒入 25 毫升温水中，然后快速搅拌均匀。这种药物不会在水中溶解，配成的是混悬液，一定要搅拌均匀再喝。

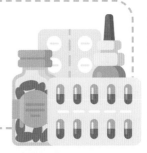

使用蒙脱石散时，需要注意几点

第一，治疗急性腹泻的时候，医生可能要求首次使用剂量加倍，这时候记得搅拌时温开水的量也要加倍，加的水太少了反而容易引起便秘。

第二，如果是为了修复胃肠黏膜，比如胃炎结肠炎、肠易激综合征导致的腹泻，建议饭前服用。如果是感染性或消化不良导致的腹泻，应该在两餐之间服用，这样有利于药物固定清除多种病原体和毒素并排出体外。在使用前可以咨询医生。

第三，宝宝腹泻好转后，及时停用，避免引起便秘。

药品知识链接

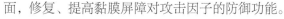

蒙脱石微粒，从药理上可以简单把它理解为吸附剂，对消化道内的病毒、病菌及其产生的毒素、气体等有固定、抑制作用；可以覆盖在消化道黏膜表面，修复、提高黏膜屏障对攻击因子的防御功能。

使用顺序：先服抗菌药物，杀灭肠道内和引起全身感染的病菌；间隔2小时后，服用蒙脱石吸附细菌、病毒及其释放的毒素；最后服用益生菌制剂，帮助肠道菌群恢复正常。

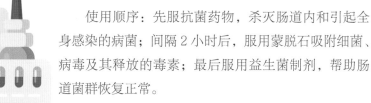

肠道微生物制剂

　　肠道微生物制剂，也就是我们常说的益生菌，能调节肠道正常菌群生态平衡，抑制病原菌的侵袭。换句话说，腹泻扰乱了宝宝肠道微生物秩序，通过补充新的有益菌群，可以在一定程度上帮助腹泻好转恢复。目前，市面上有很多益生菌产品，建议家长们在医生指导下选用。

▶ 如果是水样性腹泻，推荐选择布拉氏酵母菌或者鼠李糖乳杆菌。

▶ 如果是抗菌药物相关性腹泻，推荐布拉氏酵母菌或者芽孢杆菌。

▶ 如果宝宝对乳糖不耐受，最好避免使用辅料中含有乳糖的益生菌。

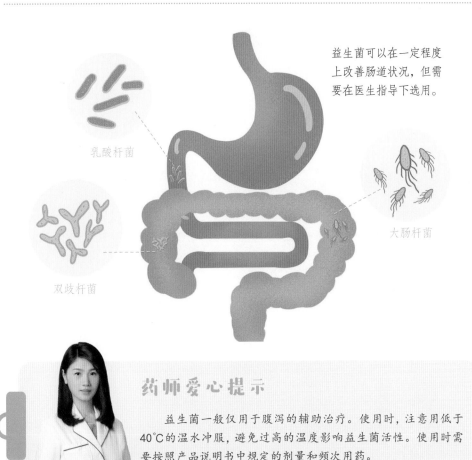

益生菌可以在一定程度上改善肠道状况，但需要在医生指导下选用。

乳酸杆菌

大肠杆菌

双歧杆菌

药师爱心提示

　　益生菌一般仅用于腹泻的辅助治疗。使用时，注意用低于40℃的温水冲服，避免过高的温度影响益生菌活性。使用时需要按照产品说明书中规定的剂量和频次用药。

补锌剂

还有一种用于儿童急性腹泻的辅助治疗药物，那就是补锌剂，比如葡萄糖酸锌口服液或者葡萄糖酸锌颗粒等。

虽然补锌治疗可帮助改善腹泻后的胃肠功能恢复，降低随后几个月内再次腹泻的发生率。但是使用周期比较长，小于 6 个月的宝宝使用补锌剂缓解腹泻，在临床上还有一些争议。6 个月以上的宝宝使用时，补充剂量比较多，还会同时摄入较多的糖分，往往不推荐作为腹泻治疗的首选药物，使用前可以进一步咨询医生。

小于 6 个月的宝宝使用补锌剂缓解腹泻，在临床上还存在一些争议。

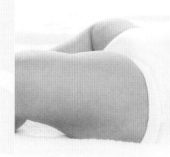

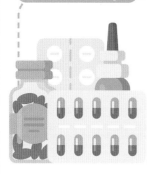

药品知识链接

患有急性或慢性腹泻的患儿可以适度补锌。在使用时，对于 6 个月~5 岁的孩子，每天补充 20 毫克；6 个月以下的婴儿，每天补充 10 毫克。都需要持续 10~14 日。硫酸锌或者葡萄糖酸锌进入胃中后，与胃酸结合会产生氯化锌，对胃肠道有一定刺激，最好与喝奶或吃饭间隔一段时间再使用。

注意事项

宝宝腹泻的原因不同，治疗还会有一些差异。

> 如果是食物过敏引起的腹泻，避免食用过敏的食物后，症状也就逐渐消失。
>
> 明确诊断牛奶过敏的宝宝，可以改用深度水解蛋白配方奶或者氨基酸配方奶粉。

> 如果是乳糖不耐受引起的腹泻，明确诊断后可以改用"免乳糖配方奶"。

> 如果是细菌性感染引起的腹泻，必要时，需要在医生指导下使用抗菌药物，家长不能擅自使用。

> 如果医生同时提供了多种药物，使用时就需要注意用药顺序。比如医生要求同时口服抗菌药物、蒙脱石散以及益生菌的情况，用药顺序可参见下文。

药品知识链接

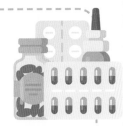

腹泻治疗药品服用顺序：

首先，建议先服用抗菌药物，起到杀灭病原菌的作用。

间隔 1~2 小时后服用蒙脱石散，吸附和清除一部分病原菌。

再隔 1~2 小时后服用益生菌，促进恢复肠道菌群的平衡。

如果需要同时服用其中两种药物，使用也是同样的顺序。这样一来，既可以减少药物间的相互影响，避免抗菌药物减弱益生菌的效果，又能在不同阶段发挥各种药物的最大疗效。

警惕以下情况

1. 有眼眶凹陷明显、激惹、精神萎靡等重度脱水表现

2. 剧烈腹泻，大便次数多或者腹泻量大

3. 不能正常饮食或拒绝饮食超过 6 个小时

4. 频繁呕吐、无法正常给药

5. 伴随高热（3 月龄以下的宝宝体温 38℃以上；3 月龄以上的宝宝体温 39℃以上）

6. 出现血便或脓状便

7. 宝宝在 6 月龄以下，有慢性病史以及有呼吸系统等并发症状

通常遇到上述的一种或几种情况时，应在 2 小时内采集粪便，装入塑料袋或玻璃容器送到医院，注意在采集的粪便中不要混入尿液或直接从尿布上收集。

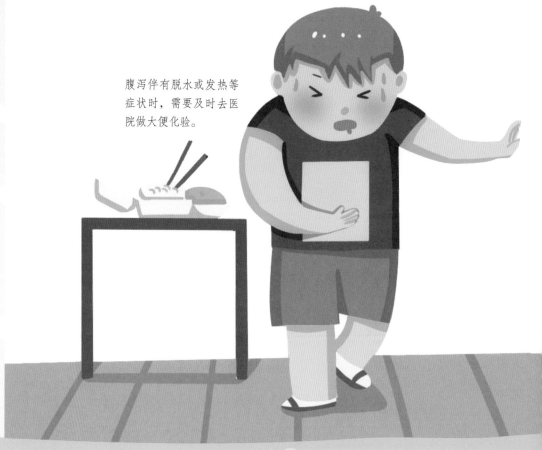

腹泻伴有脱水或发热等症状时，需要及时去医院做大便化验。

不推荐使用的药物

无论什么原因引起的腹泻，一般不推荐使用以下药物。

第一，止泻药

比如复方地芬诺酯（成分：地芬诺酯、阿托品），2岁以下儿童禁用。对中枢神经系统有抑制作用，长期使用时可产生依赖性，极易导致儿童中毒。

第二，抗病毒药物

有的腹泻是病毒感染引起的，比如轮状病毒、诺如病毒等，不需要使用抗病毒药物。目前也没有针对胃肠感染的抗病毒药物。

服用抗菌药物引发腹泻怎么办

服用抗菌药物可能会引发腹泻或便秘等肠道问题，这是因为肠道微生物菌群的平衡被打破，并不是消化道等器官发生了器质性变化，肠道菌群通过一段时间的调整是可以恢复的。

通常，由于服用抗菌药物导致的腹泻，原则上不推荐自行停药。

1.如果是轻度腹泻，每天排稀便2~3次，可以耐受，经过权衡收益和风险，可以遵医嘱继续使用抗菌药物，只需及时补充水分和电解质。

2.注意观察孩子的状态，如果出现脱水症状要及时就医，是否停药、是针对症状处置后续治疗还是更换其他药物，需要请医生综合评估。

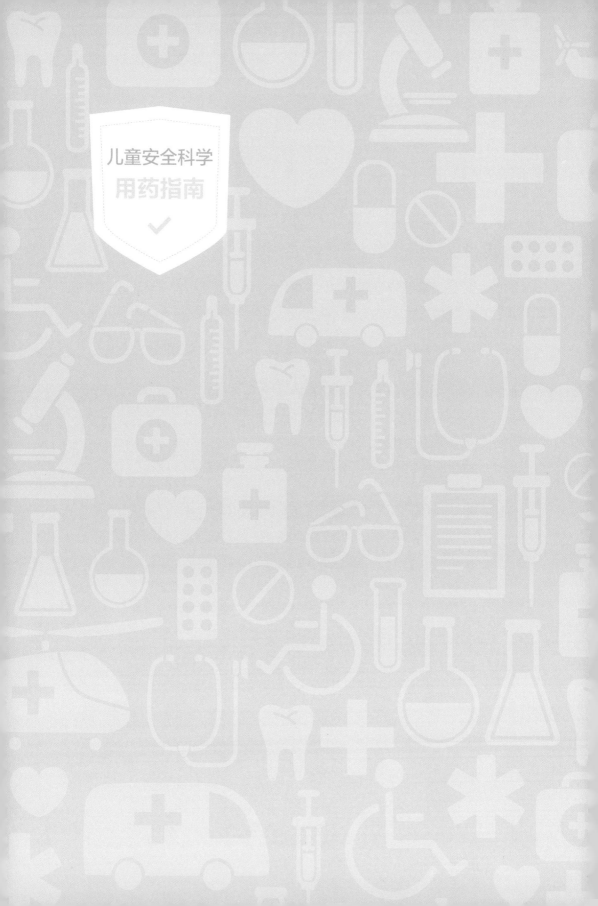

儿童安全科学

用药指南

第九章

宝宝便秘

宝宝有便秘的症状时，最重要的是从饮食、生活习惯和规律运动等方面进行干预。如果症状没有得到改善，可以偶尔使用开塞露等药物缓解粪便梗阻，或是选择乳果糖、聚乙二醇维持治疗，并在一定时间内坚持治疗。另外还要帮助宝宝养成良好的排便习惯。

儿童便秘的原因及症状

每当宝宝小脸通红，握紧拳头，眉头紧皱地坐在马桶上时，家长就会心疼，孩子可能是便秘了。实际上，儿童便秘非常常见，多达 30% 的儿童有过便秘的困扰，有 3%~5% 儿童就诊的原因是便秘。

便秘是很常见的儿童消化道症状之一，通常情况下，每周排便次数少于 2次；粪便干硬或排便困难，宝宝在排便时表情痛苦，排出的粪便呈团块状、很干、很硬，且排便费时及经常需要其他办法辅助排便，就可以判断宝宝便秘了。症状持续 6 个月以上的称为慢性便秘。

布里斯托大便分类法

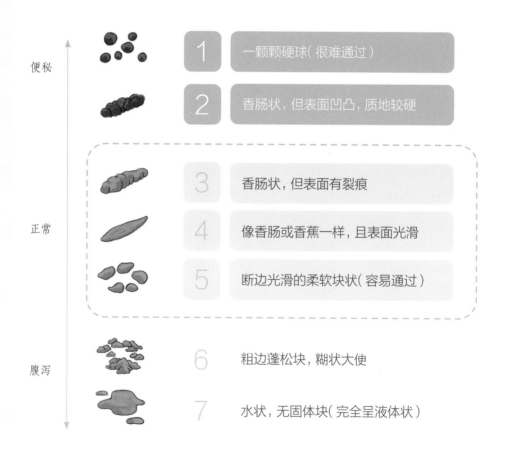

便秘

1 一颗颗硬球（很难通过）

2 香肠状，但表面凹凸，质地较硬

正常

3 香肠状，但表面有裂痕

4 像香肠或香蕉一样，且表面光滑

5 断边光滑的柔软块状（容易通过）

腹泻

6 粗边蓬松块，糊状大便

7 水状，无固体块（完全呈液体状）

首先，我们看一下 1 型，就像是一颗一颗的硬球，这个是很难排出的，2 型像是把一颗一颗硬球七扭八歪，聚集成了一个香肠状，表面凹凸不平。

接着往下看，3 型也是香肠状，但是，仔细看它不是一颗一颗的硬球凸起，而是表面有裂痕；4 型像香肠或者香蕉，且表面很光滑；5 型是断片光滑的柔软块状；这三种是最理想类型，孩子比较容易排出来。

最后就是 6~7 型，6 型是糊状大便，7 型是水状便，如果出现 6~7 型的时候，就提示我们，孩子可能出现了腹泻。

提醒家长如果遇到 1 型和 2 型，就要警惕了，这两型是提示孩子患有便秘。

儿童便秘的原因

对宝宝而言，便秘的原因有三类：

第一类，功能性便秘，这种情况约占儿童便秘的 90%，和喂养方式、饮食结构、食物过敏以及排便习惯等有关系。

第二类，器质性便秘，是由于消化道解剖结构异常导致的，比如先天性巨结肠、肛门狭窄等，这类便秘需要医生来诊断，有的还需要手术治疗，这种情况相对来说比较少见。

第三类，药物性便秘，某些药物具有抑制胃肠蠕动的作用，长期服用这些药物也会引起药物性便秘。

功能性便秘的护理和治疗

功能性便秘的治疗原则是通过生活方式调整或者药物干预，帮助宝宝建立规律的排便习惯。

长期用药并不是缓解便秘的最佳方式，应该优先考虑生活方式管理。

第一，多喝水，多吃富含膳食纤维的食物

《中国居民膳食指南》建议：

4~5 岁的宝宝
应该每天喝水 700~800 毫升。

2~3 岁的宝宝
应该每天喝水 600~700 毫升。

大家可以参照这个标准，看看宝宝每天的饮水量够不够。6 个月以下的宝宝可以从母乳或者配方奶中获取水分，不建议直接给小婴儿喂白开水。

同时，鼓励宝宝多吃富含膳食纤维的食物，可以促进胃肠蠕动，帮助缓解便秘。

常见富含膳食纤维的食物包括：

▶ 蔬菜类，比如木耳、芹菜、红薯、西蓝花、扁豆等。

▶ 水果类，比如猕猴桃、火龙果、草莓等。

▶ 粗粮、杂粮等。

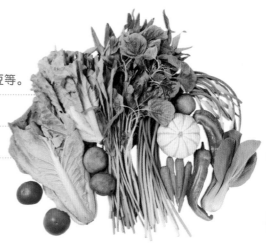

当然，也不要一下子在食物中增加大量膳食纤维，这样又可能引起胀气，最好是循序渐进地增加，适当多吃富含膳食纤维的食物就可以了。

第二，适量的运动

宝宝的肠道功能还比较弱，运动可以促进肠道蠕动，在一定程度上缓解便秘。而且，运动时可以增强肺活量，锻炼腹部力量，还能预防排便无力的情况发生。所以，要鼓励孩子多出门活动，踢球、跳绳，或者跑一跑、跳一跳都可以。

另外，家长也可以给宝宝做一做揉肚子的被动练习，在腹部从肚脐下三指的部位，以顺时针的方向轻柔按摩，或者每天指导孩子用腿做类似骑脚踏车的动作，这两种动作都可以改善便秘的症状。

第三，养成良好的排便习惯

排便习惯的训练，可以在宝宝 2~3 岁时进行，这个年龄也是儿童便秘的高发时期。鼓励宝宝每天早晨或者早餐后，在坐便器上坐一会儿，尝试着排便。排便时间不要太长，控制在 5~10 分钟就可以了，久坐久蹲也容易导致肛门肌肉疲劳，对宝宝来说也是一种负担。

如果是更小的宝宝，还不会自己坐马桶，可以让他平躺或侧躺，然后把膝盖抬举往胸部的方向，类似"蹲着"的姿势，这样很难忍住便便，一有便意，就能及时去厕所了。

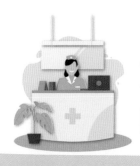

如果以上的方法都尝试了，宝宝便秘的症状还是没有得到缓解，一方面，需要咨询一下医生，看看是不是"器质性便秘"，即先天性巨结肠、肛门狭窄等问题；另一方面，需要考虑用药物治疗。

药物治疗

排除器质性便秘后，可以考虑使用一些药物治疗，治疗通常分为两个阶段。

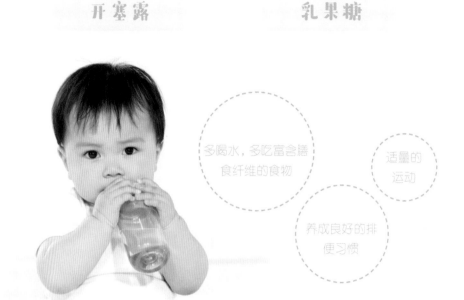

开塞露

乳果糖

多喝水，多吃富含膳食纤维的食物

适量的运动

养成良好的排便习惯

第一个阶段，缓解便秘梗阻

缓解粪便梗阻常用的药物有软化剂和润滑剂，大家比较熟悉的就是开塞露。治疗后，宝宝可以每周排便两三次了，就可以进入第二阶段。

药品知识链接

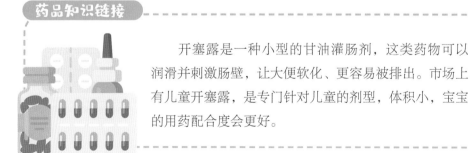

开塞露是一种小型的甘油灌肠剂，这类药物可以润滑并刺激肠壁，让大便软化、更容易被排出。市场上有儿童开塞露，是专门针对儿童的剂型，体积小，宝宝的用药配合度会更好。

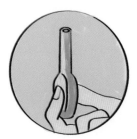

1. 宝宝左侧卧位，可适当垫高屁股。

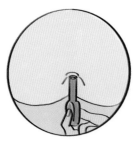

2. 移去盖子，稍微挤出一点药物在管口，并用棉签涂抹在肛周。

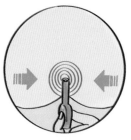

3. 家长手握球部，将管部缓慢插入肛门；一边继续挤压球部注入药物，一边缓慢拔出。

注意：一次没有使用完的药物不可重复使用，应该丢弃！

　　使用前，家长注意观察一下，看开塞露的插头是否光滑，如果不光滑，可以用剪刀和砂纸打磨一下，还可以在宝宝的肛门周围涂一点香油或者挤出一些开塞露涂抹，这样药物更容易放入肛门。

　　使用时，让宝宝放松心情，可以通过给宝宝玩游戏或者看动画片转移注意力，在肛门松弛的状态下，将开塞露缓慢地、左右转动着插入肛门，把药液挤进去。挤完后，缓慢拔出开塞露，用卫生纸堵住宝宝肛门口1~2分钟，避免药液流出。当宝宝开始扭动身体，或者告知你要拉臭臭的时候，就可以准备排便了。

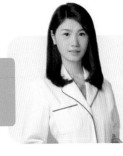

药师爱心提示

　　灌肠会引起反射性排便，是一种临时治疗措施，经常使用会产生依赖性。不建议频繁使用或者长期使用。

这一阶段的主要任务是帮助直肠肌肉组织康复，治疗周期比较长。这时候，我们要选择对儿童安全的、温和的、不吸收的通便药物长期维持，等到宝宝胃肠功能逐渐完善，再慢慢停止用药。这类维持用药，常见的是乳果糖和聚乙二醇。

药品知识链接

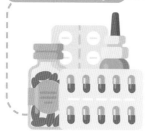

乳果糖是一种不被人体吸收的双糖，在结肠里会被正常微生物分解成乳酸和醋酸，同时产生大量气体，所以使用后，可能出现胀气、排气，腹部不适的等症状，这些都是常见现象，家长不用过度担心。

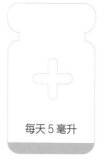

每天 5 毫升

6 个月~1 岁

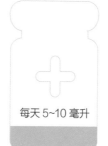

每天 5~10 毫升

1~6 岁

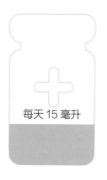

每天 15 毫升

7~14 岁

6 个月以上的孩子，可以在医生的指导下服用，根据宝宝的年龄确定使用剂量。

吃药几天后，可以根据孩子排便的情况酌情减量。使用时，最好选择早餐后一次服用，效果会更好一些。

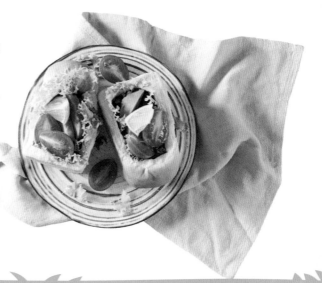

总的来说，乳果糖还是很安全的，但是在服用时有几个小建议：

▶ 避免与碳酸氢钠、铝碳酸镁等抗酸药物同时使用，这样可能会影响效果。

▶ 使用后，宝宝出现比较严重的腹泻，可以停药或者减少药量。

▶ 患有阑尾炎或肠梗阻的儿童禁止使用。

▶ 如果宝宝对乳糖不耐受，或半乳糖血症患儿，不建议使用。

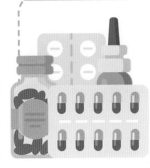

药品知识链接

聚乙二醇（PEG）是治疗慢性便秘的优选药物，它的原理是通过渗透压促进水分吸入到肠道中，达到软化大便的同时刺激肠道蠕动的效果。聚乙二醇是等渗药物，也就是说不会出现脱水和电解质混乱的副作用，而且药物不被人体吸收，相对来说比较安全。

聚乙二醇的用法：成人和8岁以上的儿童

每次1袋，每天1~2次

或者

每次2袋，每天1次

24~48小时起效。

使用时，将药物溶在一杯温水中，然后服用，喝药后24~48小时起效。用药后，有的可能会引起腹泻反应，一般停药后24~48小时会消失，之后可以减少剂量继续治疗。8岁以下的孩子，还需要根据个体情况、年龄等，在医生指导下服用。

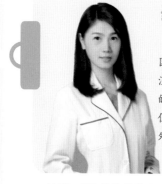

药师爱心提示

　　有的家长喜欢买国外的聚乙二醇散。国内是PEG4000[①]，国外是PEG3500，两个产品对治疗便秘都是有效的。只是需要注意，两种药物成分的分子大小不一样。虽然国外的PEG3500的吸水力可能更强，效果可能会比国内的PEG4000稍微好一些，但是，我个人觉得没有必要因此就海淘国外产品，而且使用国外产品还容易因为没有看明白说明书，用错了剂量。

注①：PEG指的是聚乙二醇，数字代表的是分子量。

　　使用聚乙二醇会加快排泄，这样可能会影响其他药物的吸收。为避免药物相互作用，最好与其他药物间隔至少2小时。儿童治疗不应超过3个月。

　　无论是选择乳果糖还是聚乙二醇，维持治疗期间都需要坚持干预。

　　实际上，大部分便秘治疗效果不好的原因，都是因为家长没有坚持。改变一个习惯可能需要一两个月的时间，不要因为用了几天药物，觉得便秘稍微缓解，就停止了治疗。随着宝宝的饮食习惯、如厕习惯改善，可以渐进式慢慢拉长维持用药的使用间隔，最终让宝宝形成良好的排便习惯。而且宝宝出现便秘后，越早干预，治愈率越高。

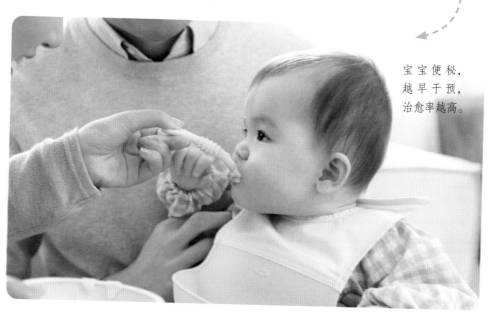

宝宝便秘，越早干预，治愈率越高。

不推荐的药物

除了刚才介绍的这些药物，市面上还有一些治疗便秘的产品。以下药物不推荐用于宝宝便秘的治疗。

第一，刺激性泻药

比如番泻叶，虽然是天然成分，在国内很多排便中成药和减肥药中都有这个成分，但并不代表它就是安全的。番泻叶的促排原理是刺激肠蠕动来达到排泄的效果，但是，长期使用会有依赖性，还可能造成腹部痉挛，不建议长期服用，更不建议儿童服用。

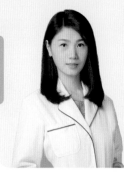

药师爱心提示

比沙可啶也是一种刺激性泻药，虽然日本说明书提示6岁以上儿童可以使用，但是，一般还是不推荐给小朋友服用，因为可能引起强烈的腹痛。如果医生提供了这个药品，也要记得不可以碾碎、咬碎服用，用药后1小时内不可以喝牛奶，牛奶可使药物的外衣溶解，造成胃肠道刺激。如果出现了腹痛，需要立即停止服用。

第二，益生菌

有的家长会问："大家都说益生菌好，宝宝便秘时吃益生菌有效吗？"实际上，益生菌治疗儿童便秘的效果目前还有些争议。

有的宝宝使用乳酸杆菌或者双歧杆菌后，可以增加大便次数，软化大便，但对有的宝宝却没有效果。而且，益生菌对慢性便秘的疗效证据也不足。所以，不建议把益生菌作为宝宝便秘时的首选产品。必要时，可以在医生指导下，作为辅助干预办法。

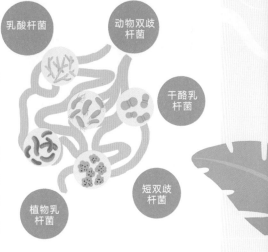

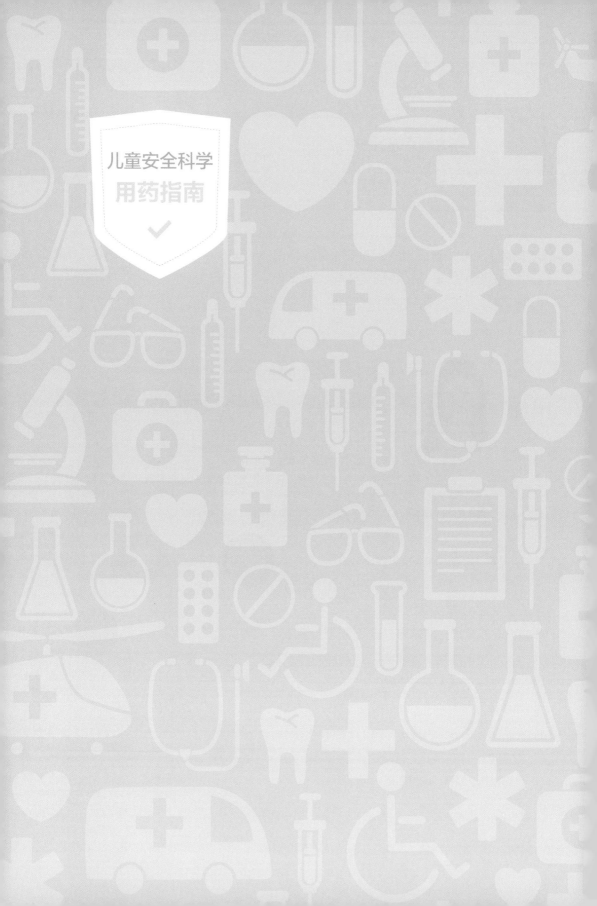

儿童安全科学
用药指南
✓

第十章

儿童湿疹

儿童皮肤较为娇嫩，因此，湿疹问题非常常见。儿童湿疹的原因多种多样，气候或接触过敏原等因素都可能导致儿童湿疹。在治疗的过程中，我们应该因病情施治，切不可盲目使用激素药物。

儿童湿疹的症状

　　婴幼儿的皮肤屏障功能不完善，他们的皮肤比成人更容易受到伤害，从而出现各种各样的皮肤问题，其中最常见的就是湿疹。

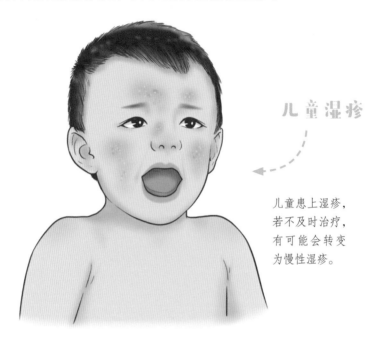

儿童湿疹

儿童患上湿疹，
若不及时治疗，
有可能会转变
为慢性湿疹。

　　从皮肤表现看，湿疹急性期，也就是刚发病不久，宝宝皮肤红肿，出现红色小丘疹或者小斑疹，严重的还会出水、渗出、糜烂、结痂，看上去脏兮兮的；持续一段时间后，部分皮肤发红、脱皮，起小疙瘩，出水的现象开始变少或者停止，但病情还不能痊愈，经常反复发作。

　　如果病情没有得到好转恢复，时间久了，有的数周、数月，甚至更长时间，湿疹转为慢性，孩子的皮肤会变得粗糙、增厚，摸起来像苔藓一样，我们把这种现象叫"苔藓样变"。无论是急性期还是慢性期，宝宝都会觉得皮肤瘙痒，忍不住要挠自己，有的都抓破了，看得家长好心疼。

　　所以，一旦宝宝出现湿疹，就应该尽快干预治疗，帮助他缓解症状，减轻痛苦。

儿童患湿疹的原因

儿童得湿疹的原因很复杂，医学上至今还没有明确引起湿疹的根本原因。我们只能说，可能与遗传因素和环境因素都有关系。

环境因素

1.接触了过敏原、细菌、病毒、霉菌等。

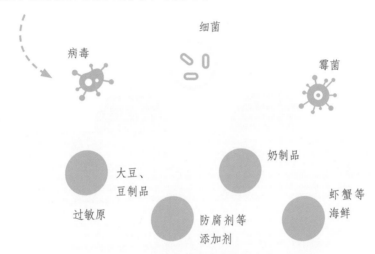

细菌

病毒

霉菌

大豆、
豆制品

奶制品

虾蟹等
海鲜

过敏原

防腐剂等
添加剂

2.受紫外线照射、空气寒冷干燥或者天气潮湿闷热等。

遗传因素

一般父母如果患有哮喘、过敏性鼻炎、湿疹等过敏性疾病，孩子患湿疹的可能性会增加。

治疗用药

湿疹主要的治疗方式需要"对症干预"。常用的办法有：湿敷、外用润肤剂、外用糖皮质激素、抗组胺系统治疗及其他药物。

第一个治疗方案：湿敷

湿敷治疗一般是用于湿疹皮肤出水、渗出比较多的情况。

比如，皮损处有很多渗液、糜烂或者溃疡，可能有明显的红肿。这时候，湿敷治疗具有收敛作用，可以让渗液的皮肤变得干燥一些。

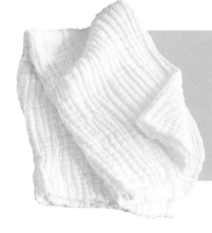

常用的方法是，采用生理盐水湿敷。操作时，需要家长将干净的纱布叠成4~8层的纱布方块，略大于皮损的面积，浸入生理盐水溶液中，完全浸湿后捞出，拧去一些水分，不滴水就可以了。

然后，将纱块敷在患处，持续30分钟。在这期间，如果纱布干了，可以重复之前的操作，注意不能直接往上面倒溶液。

湿敷是湿疹急性期最常应用的一种治疗方法。

当皮损处出水、渗出情况好转，皮肤已经干燥时，需要停止湿敷治疗，防止皮肤过度干燥和皲裂。

第二个治疗方案：外用润肤剂

很多患湿疹的宝宝，都存在不同程度的皮肤屏障功能受损和皮肤干燥。如果没有明显的皮肤出水、渗出现象，都需要用润肤霜进行保湿治疗，这样可以加快皮损的愈合，减少疾病复发。

如果宝宝的湿疹继发皮肤感染，则不可以盲目使用润肤剂，否则易增加感染的风险，具体用药需咨询医生。

足量

足量就是指一定要多于平常的量，要厚厚地涂抹一层，只有大量涂抹才能起到作用。

多次

多次是指一天发现皮肤干燥就可涂抹，不仅是洗完澡之后要涂，平时也要经常涂。而且，小婴儿每次洗完澡后坚持涂抹润肤剂，也可以减少或推迟湿疹的发生。

外用润肤剂的使用技巧和注意事项

第一，使用时，手掌手指形成一个扇形面，轻轻地把润肤剂推开，湿疹及湿疹周边区域都要涂抹，轻轻地揉、按摩，让润肤剂吸收得更均匀。涂抹前可以在湿疹部位轻拍一些水，待干后再涂抹润肤剂，保湿效果更好。

第二，通常润肤产品中，霜剂的功效强于乳剂，但是霜剂涂上以后比较油腻，所以，你可以白天给宝宝涂抹乳膏，晚上给宝宝使用霜剂。

第三，有的保湿剂产品中含有花生或燕麦的成分，对这些物质过敏的宝宝，选择时可以规避一下，尽量减少致敏风险。

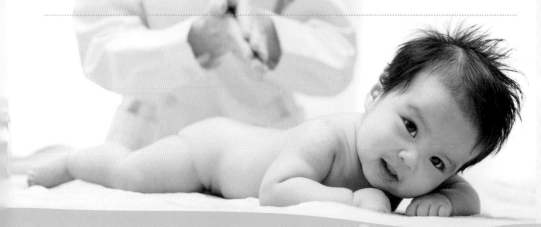

第三个治疗方案：外用糖皮质激素

当皮疹经过急性渗出期后，慢慢干燥时，如果单用保湿霜控制效果不好，湿疹反复发作，皮肤瘙痒明显，除了继续保湿润肤、避免刺激，推荐同时使用外用糖皮质激素治疗。

这类激素药膏有很多种，分为不同的效能级别，也就是不同的激素作用强度，包括弱效、中效、强效、超强效。同样的有效成分，浓度不同，效能会不同；基质不同，效能也会不同。比如通常偏油性的软膏剂型就会比霜剂的效能强。效能越强，抗炎作用越强，但是因使用不当出现副作用的概率也就越大。

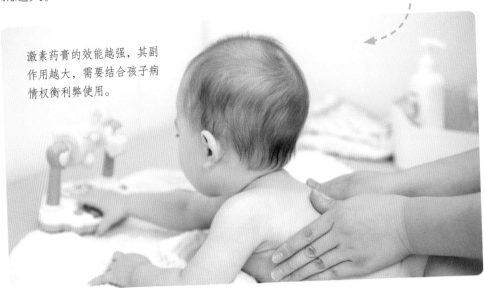

激素药膏的效能越强，其副作用越大，需要结合孩子病情权衡利弊使用。

激素药膏的使用方法

儿童使用的激素药膏，作用强度都会偏弱一些，常用的有 0.05% 的地奈德乳膏、0.1% 的丁酸氢化可的松软膏、0.1% 的糠酸莫米松乳膏等，依次属于弱效类、弱中效类、中效类激素。如果需要使用强度更大的药物，一定要在医生指导下选择。

刚开始湿疹严重一些，可以每日使用 2 次；复诊时医生诊断湿疹好转，可以减为每日 1 次；轻度湿疹或者病情继续好转后，可以每周使用 2~3 次，直到湿疹完全好转，红肿症状消失后，就可以停用这类激素药物了。

常用的外用激素效能分级表

激素抗炎效能分级		有效成分	药物浓度与剂型
最强效	I	丙酸氯倍他索	0.05% 软膏
		卤米松	0.05% 乳膏
	II	安西奈德	0.1% 软膏
		哈西奈德	0.1% 乳膏
	III	安西奈德	0.1% 乳膏
	IV	糠酸莫米松	0.1% 乳膏
		曲安奈德	0.1% 乳膏
	V	丙酸氟替卡松	0.05% 乳膏
		丁酸氢化可的松	0.1% 乳膏
	VI	二丙酸倍氯米松	0.05% 油膏
最弱效	VII	地塞米松、氢化可的松	—

激素药膏的涂抹技巧

激素药膏的涂抹技巧和注意事项，还需要家长重视一下。

第一 . 把药物涂抹得均匀一些。

需要留意皮肤有褶皱的地方，尽量横着涂，竖着涂可能会引起药物局部堆积，造成药物涂抹不均匀。

第二 . 建议和润肤剂配合使用，先涂抹润肤剂。

外用激素与润肤霜配合使用，比单独使用激素治疗湿疹效果更好。

使用时，如果没有医生的特殊要求，可以先抹润肤剂，再涂外用激素。也就是说，先涂抹需要大面积使用的润肤剂，涂抹时可以更直接地感觉到哪些部位皮肤更加"粗糙"，了解宝宝皮肤状态，有利于更精确地定位外用激素的涂抹范围。

外用激素与润肤霜配合使用，比单独使用激素治疗湿疹效果更好。

第三 . 每次用药剂量通常使用指尖单位来计算。

所谓指尖单位，就是口径 5 毫米的药管，从食指的第一关节开始挤到指尖的药量，我们叫作一个指尖单位（1FTP），大概是 500 毫克，刚好可以涂抹成人两个手掌心大小的面积。

宝宝年龄不同、身体部位不同，皮肤吸收激素药物的能力也不同，吸收率存在一定差异，可以简单理解为，年龄越大、皮肤越厚，药物吸收率越低。

儿童不同身体部位对激素药物的吸收能力不同，即吸收率有差别。把胳膊部位的吸收率看作是 1 的话，数值越高表示越容易吸收。成人也同样适用。

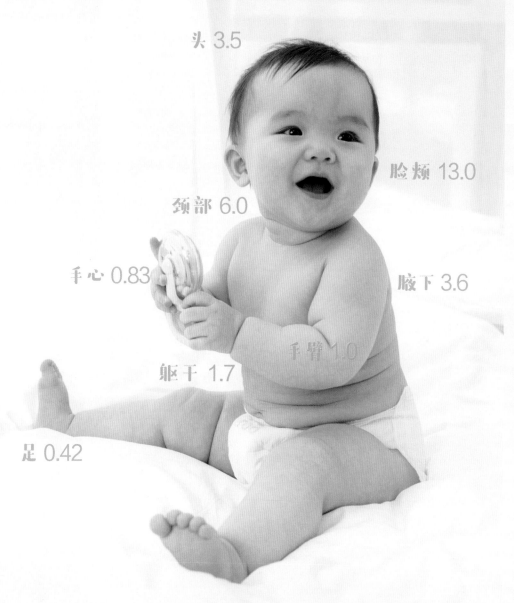

头 3.5

脸颊 13.0

颈部 6.0

手心 0.83

腋下 3.6

手臂 1.0

躯干 1.7

足 0.42

身体不同部位对激素药物的吸收程度

涂抹激素药物的剂量需要区别对待。不同年龄宝宝，不同身体部位的用药剂量不同。

FTP	3~6个月	6个月~2岁	3~5岁	6~10岁
脸部颈部	1	1.5	1.5	2
躯干前面	1	2	3	3.5
躯干后面	1.5	3	3.5	5
两只手臂	2	3	4	5
手心手背	0.7	1	1.3	1.7
大腿部位	3	4	6	9
脚心脚背	1	1.3	2	3
全身（除脸部）	9	14	20	27

表格中的数字代表成人指尖单位（FTP）的个数。见158页对"指尖单位"的解释。

注意事项

实际上，在接触过的家长中，大部分给宝宝涂抹的药膏量不足医生推荐用量的一半。如果涂得过薄，往往很难发挥软膏的疗效。所以，建议大家严格按照推荐剂量使用。

湿疹激素软膏的涂抹方法（湿疹患处）

湿疹患处的皮肤吸收率会增高，反复按摩患处反而会造成刺激。

软膏　　湿疹

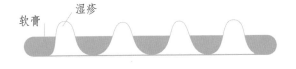

如果涂得太薄了不能完全覆盖凸起的湿疹患部。

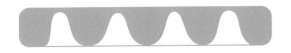

要完全覆盖湿疹患部，同时凸起部分的间隙也要填平，保证涂抹过的皮肤表面平滑，以利于患处皮肤对药物的吸收。

当然，有的家长会担心，外用激素会不会有药物副作用，出现不良反应。

有的家长担心激素药物会对孩子产生很严重的副作用，比如影响儿童生长发育等，这种情况只在长期大剂量口服或者注射激素时才会出现。

而治疗湿疹需要的只是外用激素药膏，这类药膏短期使用不会出现严重副作用，长期使用的不良反应也常常局限于皮肤上，表现为皮肤变薄或色素沉着，停药后随着时间的推移，这些色斑也会淡化褪去，皮肤也会恢复正常。

国内外的临床经验均表明，轻度湿疹通过保湿润肤可缓解；对于中、重度的湿疹，外用激素软膏治疗是首选。

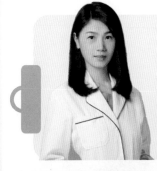

药师爱心提示

外用糖皮质激素在湿疹的治疗中非常重要，只要正确、合理地使用，收益是大于风险的。盲目拒绝激素药膏，反而可能延误儿童湿疹的治疗，让很容易控制住的小面积湿疹拖成大面积不易控制的难治湿疹。

第四个治疗方案：口服抗组胺药物

口服抗组胺药物的治疗又称系统治疗。这类药物在宝宝瘙痒剧烈、影响睡眠、外用药疗效欠佳时应用。

口服药物应该根据宝宝的年龄酌情使用，并在医生指导下应用。

- 氯雷他定糖浆，2 岁及以上的宝宝可以使用。
- 地氯雷他定干混悬剂，6 个月及以上的宝宝可以使用。
- 左西替利嗪口服液，6 个月及以上的宝宝可以使用。

具体用法和用量按照说明书或遵医嘱使用就可以了。

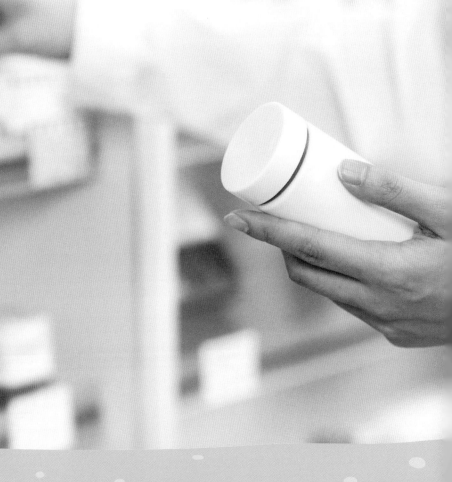

还有一种治疗湿疹的药物是钙调磷酸酶抑制剂（TCI）。

如果家长拒绝使用激素软膏，或者激素软膏已经使用了很长时间，症状还没有明显好转，医生可能会选择钙调磷酸酶抑制剂，儿童比较常用的是0.03%的他克莫司软膏。这种药物可以对细胞因子产生抑制作用，降低免疫反应，其效果和中效的外用激素软膏相似。

使用时不会导致皮肤萎缩或其他皮质类固醇激素不良反应，但是开始使用时可能会有短暂性的烧灼感、红斑和瘙痒，使用前需要皮肤科医生评估。

提示家长注意

第一，这不是首选药品，不要湿疹一开始就拿它来"大炮打蚊子"。

第二，2岁以下的儿童禁止使用。

第三，遵医嘱选择后，使用时薄薄一层搽于湿疹患处就可以了，1天2次，连续使用不要超过6周。

第四，使用这种药物需要注意防晒，同时，存在自身免疫缺陷或有家庭皮肤癌、淋巴瘤病史的患儿，请家长跟医生详细沟通慎重选择。

最后总结一下，治疗湿疹的常用药物包括：生理盐水湿敷、润肤剂保湿、外用糖皮质激素抗炎，必要时口服抗组胺药物止痒，或者遵医嘱选择钙调磷酸酶抑制剂。

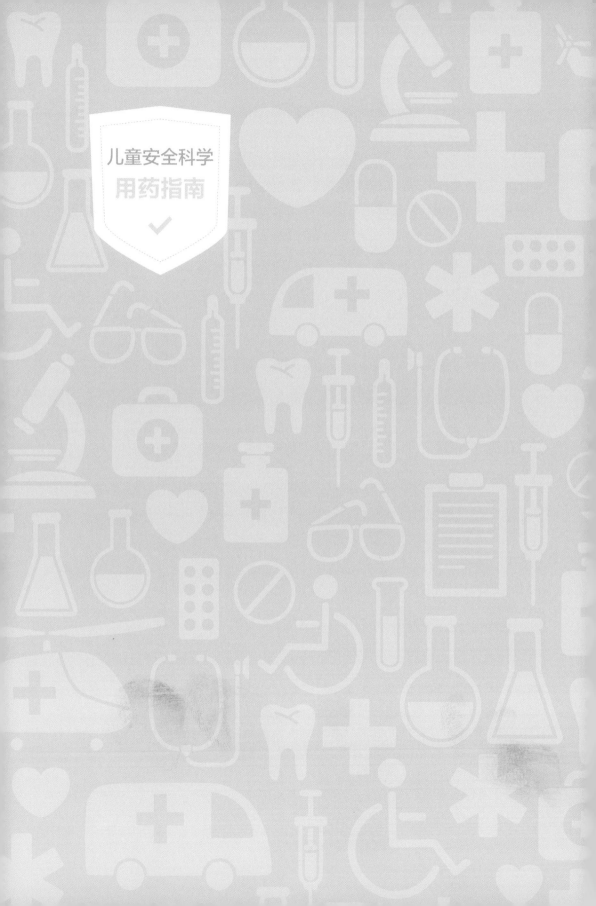

儿童安全科学
用药指南

第十一章

常用抗过敏药的科学使用

抗组胺药主要用于过敏性鼻炎、过敏性结膜炎、荨麻疹等疾病的治疗，在湿疹的治疗中可能有一定的辅助作用，但对于单纯的哮喘则没有直接作用。

为什么会过敏

据世界变态反应组织统计，全球过敏性疾病发生率已经超过了 20％，仅在我国就有 2 亿多人患病，而且这个数据还在急剧上升。所以，抗过敏药物就成了许多家长关注的焦点。

那什么是抗过敏药呢？这还得从过敏反应的机制说起。

大家都听说过过敏原，常见的比如花粉、尘螨、霉菌、宠物皮屑、某些食物等。

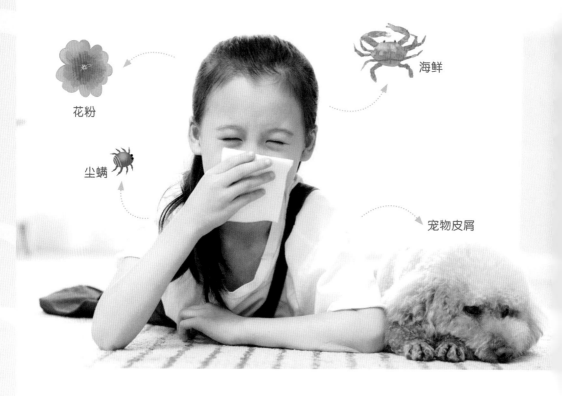

花粉

尘螨

海鲜

宠物皮屑

常用口服抗组胺药

大家平时常说的抗过敏药物，准确地说，主要指的就是抗组胺药和白三烯受体拮抗剂。主要用于阻碍组织胺、白三烯这两种过敏介质，防止过敏体质的孩子接触过敏原后发生皮肤荨麻疹、哮喘、过敏性鼻炎、腹泻等症状。

局部使用的喷剂和滴眼液

除了一些常用口服抗组胺药，还有局部使用的喷剂和滴眼液剂型，比如氮卓斯汀鼻喷剂、奥洛他定滴眼液等。

过敏性鼻炎

下面就来说一说这些抗组胺药物在儿童常见过敏性疾病中的临床应用。

在过敏性鼻炎的治疗中，主要治疗手段有激素鼻喷剂、抗组胺鼻喷剂、口服抗组胺药和白三烯受体拮抗剂等。

激素喷剂是目前治疗过敏性鼻炎最有效的药物，比如糠酸莫米松鼻喷剂、丙酸氟替卡松鼻喷剂等。在说明书推荐剂量下使用，副作用小，是持续性或者中重度过敏性鼻炎治疗的首选药物。

有的家长不愿意使用激素，可以部分替代的方法就是口服第 2 代抗组胺药或者选择抗组胺喷剂。有时候单纯使用激素治疗，症状还不能完全有效控制时，医生也会考虑联合使用抗组胺药物。比如口服氯雷他定，或者选择左卡巴斯汀鼻喷剂等。

相比口服的抗组胺药，抗组胺鼻喷剂起效更快，但是由于这类药物使用频次高，体验感比较差，还有可能引起鼻出血等局部不良反应。所以一定程度上限制了它的临床应用。

过敏性结膜炎

在过敏性结膜炎的急性期治疗中，首选抗组胺类的滴眼液，同时配合使用人工泪液来稀释过敏原、缓解眼部不舒服。

治疗过敏性结膜炎的常用滴眼液有奥洛他定滴眼液、盐酸氮卓斯汀滴眼液、富马酸依美斯汀滴眼液。

其中奥洛他定滴眼液，说明书上推荐 3 岁及以上的孩子使用。

盐酸氮卓斯汀滴眼液，说明书上推荐 4 岁及以上的孩子使用。实际临床应用中，可能还会用于更小一些宝宝的治疗，具体需要遵医嘱而定。

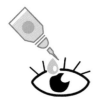

如何给宝宝使用滴眼液

1. 在宝宝较为平静的时候，先让宝宝躺下。

2. 让宝宝轻轻闭眼，拉开下眼睑，避免接触睫毛，在形成结膜囊的小窝里滴入 1 滴即可。

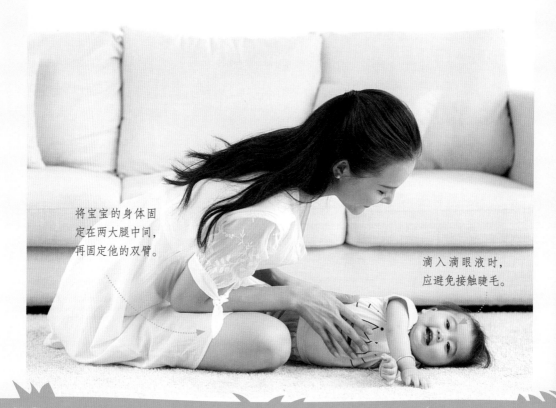

将宝宝的身体固定在两大腿中间，再固定他的双臂。

滴入滴眼液时，应避免接触睫毛。

口服及外用抗组胺药

荨麻疹和湿疹

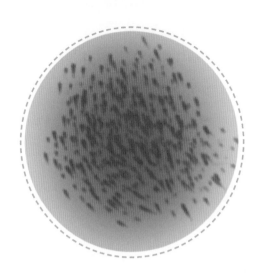

荨麻疹

荨麻疹，俗称风疹团，是一种常见的过敏性皮肤病。发病时会给儿童带来剧烈的瘙痒，皮肤上会有大小不等的风疹块，触摸出疹部位会有发硬的感觉。

急性荨麻疹的治疗

在急性荨麻疹的治疗中，使用口服抗组胺药可以控制瘙痒症状，疗程1~2周，直到症状完全缓解。如果是2岁以上的宝宝，选择第1代和第2代抗组胺药都可以。宝宝过敏症状比较严重的时候，医生也可能将第1代、第2代抗组胺药联合使用，这样见效比较快，等到症状好转后及时停掉第1代抗组胺药物。

慢性荨麻疹的治疗

如果是慢性荨麻疹，依然首选第2代抗组胺药，比如西替利嗪、氯雷他定。为了控制症状，使用药物的时间会更长一些，抗组胺药的疗程一般不少于1个月，必要时可以延长到3~6个月甚至更久。第2代抗组胺药长期服用的安全性还是不错的，建议家长遵医嘱执行，不要擅自停药。

治疗湿疹有时候也会用到抗组胺药

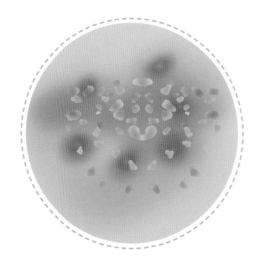

湿疹

轻度湿疹可以用低敏保湿润肤霜治疗。

中、重度湿疹，除了常规保湿外，外用激素药膏是首选，比如地奈德乳膏、丁酸氢化可的松软膏等。

通常情况下，通过保湿、外用激素药膏以及合理的家庭护理，就可以很好地控制湿疹瘙痒症状。一般排在上述治疗方案之后，出现湿疹伴随严重瘙痒时，口服抗组胺药才作为控制瘙痒的辅助治疗手段，不能单纯寄希望于抗组胺药。这是因为引起湿疹的根本原因是皮肤屏障功能不全，过敏只是导致湿疹加重的可能原因之一。

湿疹的日常护理注意事项

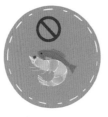

避免吃过敏食物。

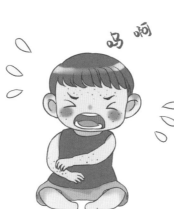

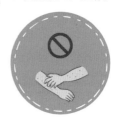

室温不宜过高，不要让皮肤被太阳直射。

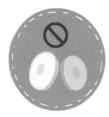

避免接触刺激性物质，不用碱性肥皂洗皮肤。

为宝宝剪指甲，防止抓烂皮肤，引起感染。

哮喘

哮喘是儿童常见的过敏性疾病之一，并非所有的典型哮喘都需要吃抗过敏药。

实际上，抗组胺药对哮喘治疗的效果有限，单纯的哮喘并不需要使用这类药物。当然，如果哮喘同时合并有其他过敏性疾病，比如前面提到的过敏性鼻炎，那么使用抗组胺药是有一定帮助的。

抗组胺药不是哮喘治疗的常规用药。

抗组胺药物使用期间需要注意些什么

第一，过敏原规避要充分。治疗过敏性疾病时，回避过敏原始终是治疗的基石。如果一边用药一边继续接触过敏原，即使更换作用更强、更快速的药物也无能为力。

第二，在治疗过敏性鼻炎或者过敏性皮肤问题时，使用抗组胺药物后，效果不一定都是立竿见影的。比如抗组胺药非索非那定，需要在遵医嘱服用约 80 个小时后才能达到维持浓度稳定的状态，发挥平稳的抗组胺作用。如果只用一次，很快就从体内排泄出去了，觉得不起作用就太正常了。

第三，如果宝宝有明确的过敏原，比如对花粉过敏。在春秋季、花粉季节到来前，可以提前咨询医生，就孩子的具体情况看有没有必要预防性服用抗过敏药。

为什么用了抗过敏药物，依然没有效果

Q "孩子吃了过敏药怎么症状没有缓解啊……"

Q "一直用这种药，觉得没以前好用了呢？"

Q "吃了药之后如果过敏症状没有缓解的话，怎么办好呢？"

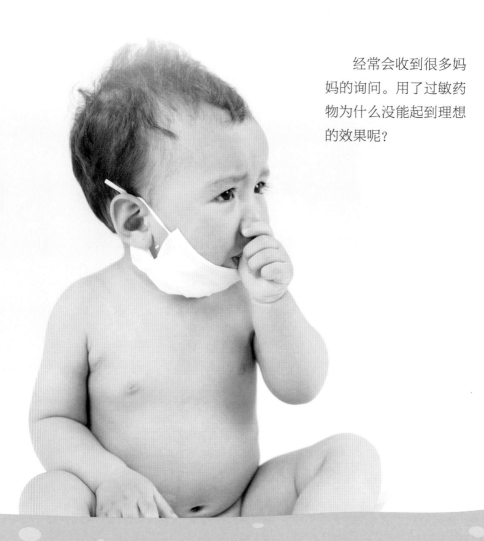

经常会收到很多妈妈的询问。用了过敏药物为什么没能起到理想的效果呢？

第一，回避过敏原不充分

引起过敏反应期间，回避过敏原是治疗中最基础的一环。经常忽视了这个重要的环节，即使更换作用更强、更快速的药物也无能为力。

比如说，在万物复苏、草长莺飞的季节里，患花粉症宝宝的口罩时戴时摘，或者觉得呼吸不顺畅，更喜欢把小鼻子露在外面。

过敏原从外界入侵，再次激活了体内的过敏反应。这样一来，形成了被激活的过敏反应和抑制过敏反应药物交互纠缠的状态，就很难完全控制过敏症状。

戴口罩可以避免花粉过敏；被子经常晒或使用除螨仪除螨可以有效防止尘螨过敏。

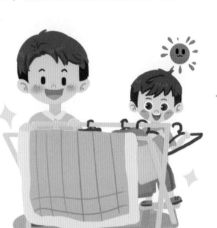

第二，是否将药物用用停停

有些妈妈会说，我只是在孩子有流鼻涕症状期间才坚持用一段时间。

我明白很多妈妈想在感觉不适的时候才用药是不想让孩子使用过多的药物，增加副作用风险。

但是只用一次或几次并不能很好地缓解孩子的症状。比如非索非那定需要在连续服用 80 个小时后才能达到维持浓度稳定的状态，发挥平稳的抑制作用，只用一次很快就从体内排泄出去了，觉得不起作用是很正常的事。

每一种药物在我们的身体里发挥作用的快慢不同，停留的时间也不同，至少要遵医嘱试着服用至少 3 天，再去考虑这个药物是否对孩子有效。

第三，是不是没有掌握药物的使用方法

滴眼液和滴鼻剂经常会被人们认为使用后无效，其实这与用药的方法是否正确有关。比如使用滴鼻剂时在鼻子里插入得太深，药物没有从鼻黏膜吸收；再或者使用滴眼剂的时候没有按住眼头，药物一部分流入鼻腔的情况，都会造成治疗无效。具体的使用方法在前文有介绍（见 P94 页、P168 页）。

第四，是不是用药时机太晚

如果孩子是"资深"的花粉症患者，在症状比较严重的 4 月份才开始用药，可能就会出现完全没什么效果的情况。

其实，在令你抓狂的症状出现之前，孩子处在致敏阶段（可以简单理解为潜伏期），致敏反应一直在体内推进，蓄势待发，在此期间机体无任何异常反应，但已具备了发生变态反应的潜在能力。一旦被激活，再配合一定的过敏原接触，便开始出现流鼻涕、打喷嚏的症状。

这就是为什么有时医生会建议你从 2 月份就开始给孩子用药，也是出于稳定致敏阶段的目的。并不局限于花粉，如果有其他过敏原时，也建议在季节来临之前开始预防性服用抗过敏药。

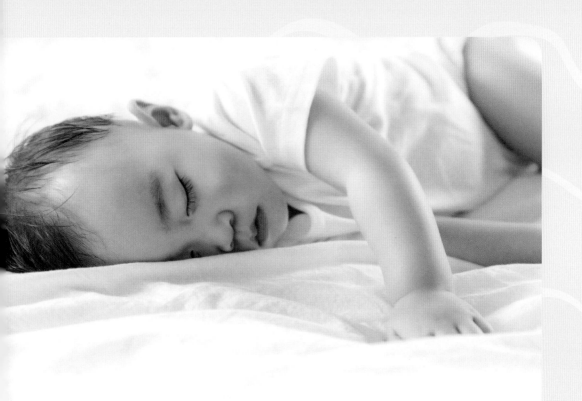

第五，是否生活作息不规律

睡眠不足或昼夜颠倒也会影响药效的发挥。特别是冷热温差性过敏（血管运动性）鼻炎，受自主神经紊乱的干扰很大。

第六，与贫血等其他疾病相关

对于贫血或者铁摄入不足的人，过敏症状的控制也会受到影响。

抗过敏药物效果不好有不同的原因，但我们要：

避免接触过敏原　　遵医嘱按时按剂量服药

如果有贫血症状，要积极及时改善

几件简单的小事，平时多加关注，也许药效就会变得大不同。

附录

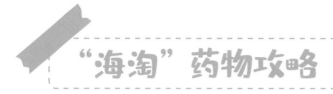

"海淘"药物攻略

很多妈妈热衷于通过网络或者是托朋友给孩子购买国外的药品，也就是我们说的"海淘"药物。海淘药真的靠谱吗？实际上，它可能存在很多用药风险。我们从一个案例说起。

网上有一款叫作"小蜜蜂"的紫草膏，被称为是什么都治的万能药膏，有的家长专门从国外买来，治疗宝宝湿疹、蚊虫叮咬。

可实际上去官网看一下，不难发现，它属于户外用品一类，类似于中国清凉油的性质，只推荐用于 2 岁以上的儿童。

进一步分析这个药膏的组成，它的有效成分是紫草，叫作 COMFREY。这个成分曾经作为补充剂，在美国市场上广泛出现过，后来美国食品药品监督管理局（FDA）发现，它对肝脏是有毒性的，所以就把含有 COMFREY 的口服药物剂型取消了，在法国连外用的药膏也取消掉了。

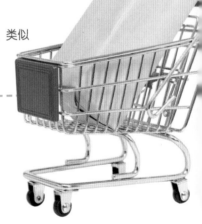

如果不熟悉"海淘"药品的成分及使用范围，就不宜擅自使用。

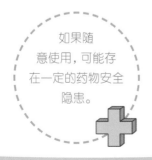

如果随意使用，可能存在一定的药物安全隐患。

我又查阅了这种药物在国内的情况，事实上也没有获得我国药品监督管理部门的进口批准。

那些你不知道的坑

因为运输问题，"海淘"药物的质量往往会面临诸多不确定性，可能出现药物失效。总的来说，"海淘"药物涉及范围很广，问题也比较复杂，人们很容易"踩坑"。

 很多"海淘"回来的药品并不是真正的药品，可能只是功能性保健品或者防护用品。

使用时，至少需要明确以下几个信息，包括：

▶ 你"海淘"的商品是药品吗？

▶ 是处方药还是非处方药？

▶ 药品的生产日期和有效期是多少？

▶ 哪些人群什么情况下可以使用？

▶ 还有哪些药品禁忌，注意事项？

▶ 准确的使用方法是什么？

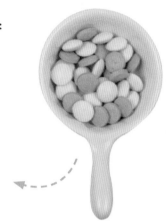

"海淘"药物的说明书都是当地语言，外文水平不好的家长可能很难从说明书上获取有用的信息。另外，也不排除有的网络商家会夸大宣传、虚假宣传，导致很多家长不能轻易辨别真假。这就很容易给宝宝选择了错误的药品。

再举个例子，网络热卖的"宝宝出牙止痛凝胶"，其外包装上用外文清楚地标注着含有"苯佐卡因"。很多妈妈可能不了解"苯佐卡因"是什么，也没有从说明书上读懂相应的使用注意事项和风险提示，就随意使用了。其实早在 2012 年，美国药监部门（FDA）和中国药监部门（CFDA），都对苯佐卡因凝胶相关的高铁血红蛋白症风险发布了不安全的警告，禁止 2 岁以下儿童使用此类凝胶。

在缺乏药理学背景的前提下，给宝宝使用"海淘"药品存在一定的风险，选择药物的时候最好有专业的药师来指导。

2 "海淘"药的用法用量，可能并不适合中国孩子。

在缺乏国内临床实验的基础下，我们很难评估一些国外药品应该使用多少、用什么剂型，才适合中国的宝宝。

比如布地奈德混悬液，这是一种用于儿童雾化吸入治疗的药物。美国说明书推荐，儿童使用剂量是 0.25 毫克，一天用 1 次。但是，相同厂家、相同药品的中国说明书则推荐儿童使用剂量是 0.25~1 毫克，一天使用 2 次。

很明显，临床上国内的用药剂量大于美国，这可能和国内常用雾化泵产生的粒径较大有关，为了达到相同的治疗效果，需要加大给药剂量。

许多国外药物，目前都没有符合中国宝宝的推荐剂量，以及相关使用建议。盲目按照国外说明书使用，也不一定科学、靠谱。

再比如哌甲酯，常用于治疗注意缺陷多动障碍。在我国口服剂型多是片剂，推荐起始剂量为 15 毫克，最高可以调到 54 毫克。但在美国，这种药物一般是胶囊制剂，推荐的用药剂量是 10~60 毫克。

3 "海淘"药品运输储存不当，也可能存在一定的风险。

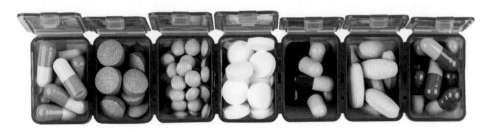

　　在"海淘"过程中，无论是普通物流，还是快递，都很难保障药品需要的运输条件。你很难预料在运输过程中，药品有没有在烈日下暴晒，或者在集装箱中经受 40℃以上高温，这对很多药品来说都是毁灭性的。

　　举个例子，比如部分眼用制剂，如滴眼液，是需要冷链运输的。温度过高可能会让药物变质，温度过低也会造成药品成分析出，滴入眼中时造成不适，甚至可能会伤害孩子的眼球。

因为运输问题，"海淘"药品的质量往往会面临诸多不确定性，可能出现药物失效，甚至因为药物变质带来更多不确定的副作用。

　　对于成分相同的药物，建议家长选择国内的药品。实际上，只要是国内正规厂家出售，经国家药品监督管理局审批、药检所监测，药品质量还是有保障的。

　　当然，"海淘"药品也并不是都不好，国外的一部分药品在制作质量、个性化、人性化设计等方面确实更胜一筹。如果真的需要，一定提前做足功课，确定药品是否适合宝宝。选择前最好能够进一步咨询当地药房的药师。

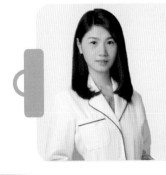 ### 药师爱心提示

　　口碑好、销量高的海外"神药"并不一定有神奇的疗效，反而存在一定的风险。即使疗效明确，也不一定适合国内的宝宝。而且，一旦孩子发生了不良反应或者身体异常，海淘属于跨境交易，也会有维权难的问题，选择时需要更加慎重。

宝宝防蚊窍门

　　潮湿、有积水的环境更容易造成蚊子繁衍，居室应尽量避免积水。等到蚊子成年后，驱蚊、灭蚊就要麻烦一些了。一方面，我们可以通过物理防护，比如使用蚊帐、纱窗，穿长袖衣服等，让宝宝远离蚊子；另一方面，还可以选择化学防护类产品，包括驱蚊防护液和杀虫剂。

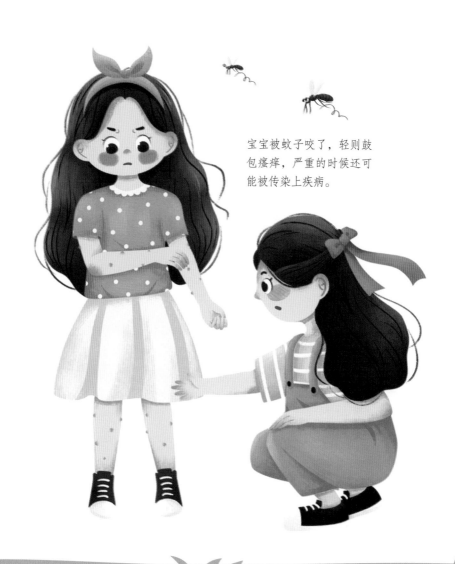

宝宝被蚊子咬了，轻则鼓包瘙痒，严重的时候还可能被传染上疾病。

常用的化学防护类产品

驱蚊防护液是首选

驱蚊防护液可以直接接触宝宝皮肤，而且安全性较好，因此得到了广泛的使用。常见的驱蚊防护液含有的有效种类及其特点如下：

有效成分	特点	适用范围
驱蚊胺（DEET）	驱蚊效果最强，市面上驱蚊产品有喷雾、液体、乳液等剂型，另外在驱蚊手环等产品中含有	2个月以上的宝宝可使用低浓度的驱蚊胺。浓度超过30%的产品不建议给12岁以下的儿童使用
派卡瑞丁（Picardin）	驱蚊效果较强，10%浓度的可以驱蚊5小时，20%浓度的可以驱蚊7小时	2个月以上的宝宝可以使用
驱蚊酯（IR3535）	驱蚊效果较好，同时安全性更高，对皮肤无刺激	2个月以上的宝宝可以使用
柠檬桉	纯天然提取，驱蚊能力很强，但是含有过敏原	禁止3岁以内的儿童使用

这些驱蚊产品都是皮肤外用产品，使用时有几点需要注意：

1. 需要避开宝宝嘴巴、鼻子、眼睛等部位，避免吸入身体或者刺激眼睛。

2. 不要接触皮肤破损的地方，避免刺激、过敏或者被身体过多吸收。

3. 离开有蚊子的环境后，比如从户外回家后，可以先用清水冲洗掉驱蚊液，最大限度避免产品的不良反应。

杀虫剂安全吗

蚊香片、电蚊香、杀虫气雾剂等产品的有效成分都是杀虫剂，不能直接作用于宝宝的皮肤。杀虫剂的种类也很多，最常见的是"除虫菊酯"和"拟除虫菊酯"。

使用时，我们难免会暴露在含有除虫菊酯或者拟除虫菊酯的环境中，可能会少量吸入一部分，或者通过皮肤吸收一部分。按照商品标识的方法正确使用，少量接触对人体的伤害可以忽略不计。

如果在密闭环境下，长时间大量暴露于杀虫剂下，或者直接被宝宝误服了，也会造成不同程度的中毒，甚至需要急救处理。

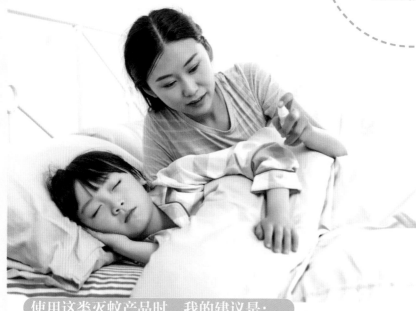

使用这类灭蚊产品时，我的建议是：

1. 喷洒这类灭蚊药水时，最好让宝宝回避一会儿。完成灭蚊后，开窗通风1小时，再让宝宝回到房间。

2. 如果选择电蚊片、电蚊液来消灭蚊子，一般连续使用不要超过 3~4 小时，避免室内浓度过高。

3. 这类灭蚊产品最好存放在宝宝接触不到的地方，避免宝宝误吸或者误食，导致中毒。

驱蚊方法问答

Q 涂抹藿香正气水、薄荷叶、艾叶、洋葱汁等方法驱蚊，可以吗？

A

这种靠气味驱蚊的方法，维持时间短，不但效果甚微，还可能造成孩子皮肤过敏，建议家长不要轻易尝试。

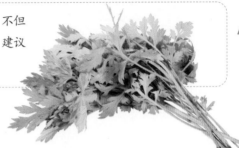

Q 给宝宝口服和外用维生素 B_1 可以驱蚊吗？

A

这是不可取的。

一方面，需要使用正常剂量的100倍才可能有效果；另一方面，单纯为了驱蚊给宝宝吃维生素 B_1 没有必要。

Q 蚊香对孩子有害吗？

A

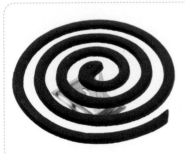

蚊香的主要成分也是除蚊菊酯，这种化学物质本身没有太大的危害。但是，在传统蚊香燃烧的过程中会产生其他的化学物质，比如说一氧化碳、甲醛等，燃烧后可能成倍地提高房间内PM2.5数值，不推荐在有宝宝的室内使用。

药品的安全保存

变质的药品不仅药效得不到保证，还可能会产生对人体有害的物质。妥善保存药品可以避免药物变质。

如何识别药品是否变质

有一次，我接待了一位家长，她拿着一包结块发黏的药物颗粒询问我："还没有过期的药物，怎么就变质了呢？"经过交谈了解后发现，这是由于储存不当导致的颗粒变质。除此之外，如果你发现药品在有效期内发生了以下变化，都说明药品可能已经变质了。

一是药物颜色的改变

无论是粉末、片剂、胶囊，还是软膏、液体、糖浆，变质后的药品往往会出现颜色改变，比如药品颜色变深了、透明液体浑浊了，都说明药物可能变质了。

二是药物性状的改变

比如原本干燥的粉末、颗粒类药物结块了；原本表面光滑的片剂、胶囊变得粗糙，出现了裂缝，有的整瓶胶丸还连在一起了；或者软膏、乳膏类药物出现了油状漂浮物、发霉了；再或者透明的液体药物出现了明显的沉淀物、絮状物，摇晃后往往也不能再溶解消失；药物出现了大量的气泡等。这些情况，都说明药物可能变质了。

三是药物气味的改变

一般来说，药物的气味都是很稳定或者没有气味的。如果你发现药品变味了，比如能闻到发霉的气味，或者与平时不一样的刺激性气味，也说明药物变质了。

保存药物的方法

大家拿到药品时，可以翻阅一下说明书的最后一项，有一栏叫作"贮藏条件"，一般都会提示对应药品的保存方法。

说到这儿，有的家长会问了：这说明书上写的"密闭""避光""室温"都是什么意思呀？在《中华人民共和国药典》里，列举了几个基本标准，大家可以参考。

> "阴凉处"是指不超过 20℃。

> "凉暗处"是指避光，同时不超过 20℃。

> "冷处"是指 2~10℃。

> "常温"是指 10~30℃。

> "避光"是指避免日光直射。

> "遮光"指用不透光的容器包装，例如棕色容器或黑纸包裹的无色透明、半透明容器。

> "密闭"是指将容器密闭，以防止尘土及异物进入。

> "密封"是指将容器密封，以防止风化、吸潮、挥发或异物进入。

> 除非另有规定，一般储存条件下，未提及药品存储温度的，我们默认为是"常温"。

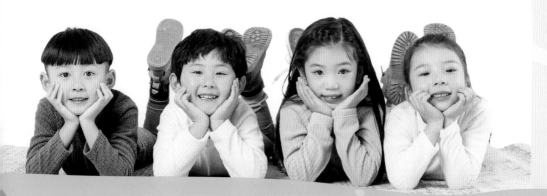

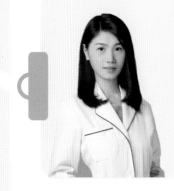

药师爱心提示

　　家里保存药品时，首先需要阅读药品说明书，明确"贮藏条件"一栏的介绍，拆封后的药物，特别是液体制剂，不建议再长期保存。冷藏保存时，注意控制温度在2~8℃，同时与食物分开隔离存放。对于常温保存的药品，可以准备一个家用小药箱，不同药物分区存放，放于阴凉干燥、宝宝不易接触的地方。

　　另外还有几个需要注意的地方。

第一，液体制剂的药物，开封后不要长时间保存

　　液体制剂开封接触空气后，容易滋生细菌引起变质。所以，不需要继续用药时，剩余的药物不建议再长时间保存。2015版《中国药典》还规定了，除药品说明书有明确规定外，眼用制剂、鼻用制剂、涂剂、涂膜剂等，在启用后最多可以使用4周。

第二，药物能不能放在冰箱保存，需要具体分析，区别对待

　　有很多药物并不适合放入冰箱。止咳糖浆、抗过敏的药物糖浆或者某些外用乳膏等放入冰箱会影响药效，因此不适合冰箱保存。低温还会使药物黏稠度增加，不方便量取剂量和口服。某些栓剂类的药物，高温下容易融化，可以在冰箱中保存。具体需要看药品说明书"贮藏条件"。

第三，无论什么药品，都不要放在潮湿的地方

　　世界卫生组织建议，药品应存放在相对湿度低于60%的环境中。

　　有些固体药品容易受潮引起药物变质。比如阿司匹林就会因为潮湿而分解，会产生对胃部有害的物质。除此之外，还有各种胶囊剂、糖衣片、颗粒剂、散剂（比如思密达）、泡腾片，这些药物很容易吸潮。保存时不要因为药品包装占用空间就轻易拆掉药品多层包装"外衣"，以免受潮。

钙、铁、锌、维生素D怎么吃

钙

钙是人体内含量最丰富的矿物质元素，人体中 99% 的钙存在于骨骼和牙齿中，另外 1% 的钙游离在软组织、细胞外液和血液中，参与神经传导、肌肉运动、新陈代谢等几乎所有生命活动。

饮食摄取钙元素

通常 6 岁以下的孩子从母乳或者配方奶粉中就可以获取到足够的钙；6 岁以上的孩子，膳食合理基本不会缺钙。推荐含钙量高的食物有：奶制品、豆制品、海带、虾皮、坚果等。

当然，如果宝宝不能通过饮食摄取足够钙元素，或者医生诊断孩子缺钙了，可以在医生指导下选择钙剂产品来补钙。

常见的钙剂产品

国家食品药品监督管理局批准钙剂产品含钙量：

通用名	含钙量	溶解度	口感	其他
复方碳酸钙颗粒	40%	易溶	淡柠檬味	络合钙、维生素 D_3
碳酸钙 D（片剂 / 颗粒剂）	40%	难溶	无味、咸涩	含维生素 D_3
碳酸钙（片剂 / 颗粒剂）	40%	难溶	无味、咸涩	—
葡萄糖酸钙（口服液）	9%	易溶于热水	微甜	—
醋酸钙（冲剂）	25%	极易溶于水	醋酸味	—
乳酸钙（片剂 / 口服液）	13%	极易溶于热水	乳酸味	—

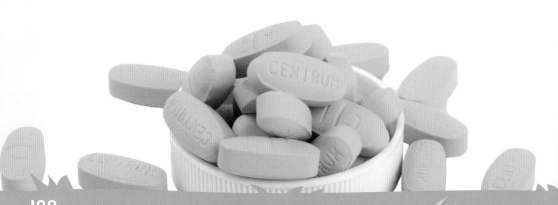

补铁，首选二价铁

铁也是人体必需的矿物质，它是血红蛋白的重要组成部分，体内含铁量不足时可能引起缺铁性贫血。比如，如果宝宝经常烦躁、食欲减退、容易累、注意力下降，或者面色、唇色、手掌苍白等，最好让医生评估一下是不是患缺铁性贫血了。

正常情况下，铁元素都可以从食物中获得，比如动物肝脏、动物血制品、红肉中含铁量都比较高，吸收利用率比较好。

目前，临床上可以选择的铁剂有很多，比如硫酸亚铁、琥珀酸亚铁等。

三价铁在肠道内不容易被吸收，必须变成游离的二价铁才容易吸收。

从铁剂的种类看，有二价铁和三价铁之分，硫酸亚铁、右旋糖酐铁、乳酸亚铁、富马酸亚铁、葡萄糖酸亚铁都是二价铁，而枸橼酸铁铵则是三价铁。

硫酸亚铁对肠胃道刺激比较大，如果宝宝有消化系统疾病，不建议使用，可以选择右糖酐铁。如果宝宝贫血严重，医生也可能选择右旋糖酐铁。

无论选择哪种铁剂产品，服用时需要注意以下问题：

▶ 1. 服用时间有讲究。晚上 7 点服用铁剂，就比早晨 7 点服用的吸收率要高出 1 倍，推荐晚上 7 点服用。饭后 30 分钟服用最好，一方面，可以降低铁剂对胃肠道的刺激，另一方面，食物还能够帮助铁剂在十二指肠内延长存留时间，提高吸收率。

▶ 2. 维生素 C 可以促进铁的吸收，服用铁剂的同时，可以搭配含维生素 C 的食物一起食用；相反，牛奶会影响铁剂的吸收，最好与铁剂间隔 2 小时饮用。

▶ 3. 服用铁剂应该从小剂量开始，适应后逐步增加到医生指导的补充剂量，服用期间如果宝宝胃肠道不适的症状非常明显，可以停药几天，等症状消失后，再从小剂量开始使用。或者咨询医生，选择其他补铁方式。

锌

锌元素有参与蛋白质和核酸的代谢、促进生长发育等重要作用。日常食用的红肉、贝壳类海产品、动物内脏、小麦胚芽、坚果和豆类都富含较多的锌元素。只要均衡营养、不挑食、不偏食，基本可以满足孩子对锌的需求量。

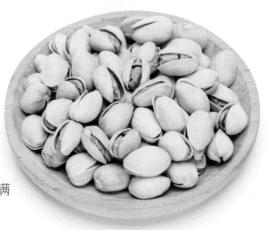

当然，如果宝宝存在生长发育迟缓、食欲不振、伤口愈合不好、免疫力低下等表现，就需要进一步咨询医生，看一看是不是缺锌了。这时候，可以选择补锌剂。

临床上常见的锌补充剂

常用补锌剂	锌含量
硫酸锌糖浆	锌含量约为 8 毫克 /10 毫升
甘草锌颗粒	锌含量约为 4 毫克 /1500 毫克
葡萄糖酸锌口服溶液（0.35%）	锌含量约为 5 毫克 /10 毫升

注意事项

锌元素需要在小肠中吸收，服用补锌制剂的时候，最好不要跟食物一起吃，避免食物干扰药物的吸收。我的建议是，可以选择两餐之间，也就是餐后 2 小时，或者下一餐前 30 分钟进行补充。同时，因为锌和铁都是二价金属离子，所以，也不要和牛奶一起食用，还要避免与钙盐、铝盐、碳酸盐、鞣酸等同时服用。

维生素 D

维生素 D 有促进钙、磷的吸收和沉积，调节免疫功能等作用。严重的维生素 D 缺乏还有可能造成佝偻病。

补充维生素 D，首选口服维生素 D 制剂的方法，这是因为日常食物和母乳中的维生素 D 含量都比较低。

通过晒太阳来补充维生素 D 效果也不理想。实际上，为了达到身体所需剂量，每天需要晒太阳 2 小时以上，而且必须要裸露皮肤在阳光下直晒。小婴儿皮肤娇嫩，不建议长时间晒太阳。

常见的维生素 D 补充剂

种类	举例	特点
活性维生素 D，一般用来治疗佝偻病	骨化三醇、骨化二醇、阿法骨化醇	活性很高
普通维生素 D，日常营养补充服用，用于预防和治疗维生素 A、维生素 D 缺乏症	碳酸钙 D_3	补钙的同时补充维生素 D，更有利于吸收
	维生素 AD 丸	人工合成制剂
	鱼肝油丸	从深海鱼类肝脏中提炼

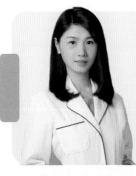

药师爱心提示

钙、铁、锌的补充应该以食物补充为主，维生素 D 的补充最好选择服用补充制剂。

这些营养补充剂必须在医生诊断和指导下使用，盲目选择或者过量服用，可能会有中毒等副作用，伤害宝宝健康。

图书在版编目（CIP）数据

北京儿童医院儿科药师徐晓琳：儿童安全科学用药指南／翼下健
康，徐晓琳主编 . —北京：中国轻工业出版社，2021.12
ISBN 978-7-5184-3638-5

Ⅰ. ①北… Ⅱ. ①翼… ②徐… Ⅲ. ①小儿疾病—用药法—指南
Ⅳ. ① R720.5-62

中国版本图书馆 CIP 数据核字（2021）第 171896 号

责任编辑：张　弘　　　　　责任终审：张乃东
整体设计：奥视读乐　　　　责任校对：朱燕春　　　　　责任监印：张京华

出版发行：中国轻工业出版社（北京东长安街 6 号，邮编：100740）
印　　刷：北京博海升彩色印刷有限公司
经　　销：各地新华书店
版　　次：2021 年 12 月第 1 版第 1 次印刷
开　　本：710×1000　1/16　印张：12
字　　数：200 千字
书　　号：ISBN 978-7-5184-3638-5　定价：49.80 元
邮购电话：010-65241695
发行电话：010-85119835　传真：85113293
网　　址：http://www.chlip.com.cn
Email：club@chlip.com.cn
如发现图书残缺请与我社邮购联系调换
210339S2X101ZBW